# CHAKRA MEDITATION

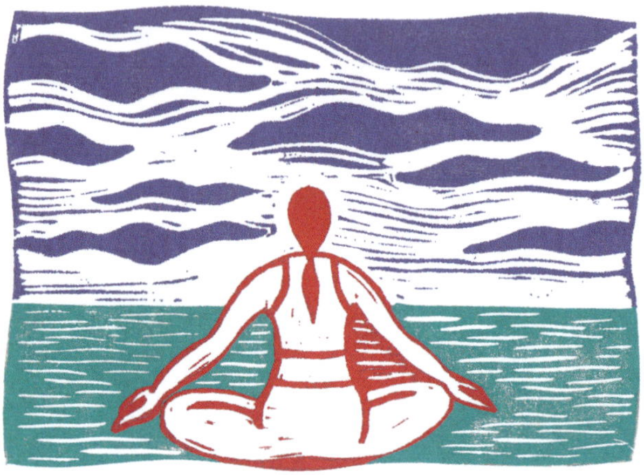

# CHAKRA MEDITATION

*Finde zu Energie, Kreativität, Konzentration, Liebe, Kommunikation, Weisheit und Geist*

SWAMI SARADANANDA

Librero

Titel der Originalausgabe: *Chakra Meditation*



Produktion der deutschsprachigen Ausgabe
iMport/eXport, Emden

Aus dem Englischen übersetzt von
Thomas Guirten für iMport/eXport, Emden

Redaktion der deutschsprachigen Ausgabe
Anika Seemann für iMport/eXport, Emden

Satz der deutschsprachigen Ausgabe
Elixyz Desk Top Publishing, Groningen

Printed by GPS Group

ISBN: 978-90-8998-925-3



Bildnachweis Umschlag:
Frau: © IstockPhoto.com/GlobalStock
Hintergrund: © IstockPhoto.com/SandyBro

Ich widme dieses Buch meinem lieben Freund
Ganesha für seine Ermutigung und Güte.

*„In diesem Körper ruht der Berg Meru.
Er ist umgeben von sieben Inseln, Seen, Meeren,
Hügeln, Ebenen und ihren Gottheiten."*

Siva Samhita, 2.1

# INHALT

# ZUR EINFÜHRUNG

Chakren sind für uns alle ein wichtiger Teil unseres Energiekörpers. Je geschmeidiger unsere Chakren funktionieren, umso positiver entwickeln sich unsere Beziehungen zu anderen Menschen und umso größer ist unser innerer Frieden. Durch regelmäßige Meditation über unsere Chakren bleiben sie rein, offen und aktiv, was unserer körperlichen Gesundheit und geistigem und emotionalem Wohlbefinden zugute kommt. Die Chakra-Meditation ist eine einfache und effektive Methode, um innere Sammlung zu erreichen und das Leben in Balance zu halten. Regelmäßiges tägliches Üben hilft, Energiereserven frei zu machen, die jetzt noch tief in dir verborgen liegen.

Ich habe viele Jahre als Lehrer und spiritueller Berater für eine bekannte internationale Yoga-Organisation gearbeitet, die regelmäßig Meditationen veranstaltete. Als Teil des Lehrplans schlugen wir den Studenten vor, sich während der Meditation auf ein bestimmtes Chakra zu konzentrieren. Studenten, die sich selbst als intellektuell orientiert bezeichneten, empfahlen wir das Ajna Chakra, das Energiezentrum zwischen den Augenbrauen, das meist als „drittes Auge“ bezeichnet wird. Anderen, eher emotional veranlagten Studenten, empfahlen wir das Anahata oder Herzchakra. Obwohl auch die tiefer gelegenen Chakren ab und zu erwähnt wurden, wurden sie von den Studenten nur selten als Meditationsobjekt gewählt. Nach einiger Zeit fiel mir auf, dass die Meditation über ausschließlich höhere Chakras dazu führte, dass Studenten sich nach der Meditation zu „luftig“ und „kopfbetont“ fühlten. Dies brachte mich dazu, nicht nur die Meditation über die sieben Haupt-Chakren zu untersuchen, sondern auch einige niedrige Neben-Chakren, weil sie Meditierende wieder zurück auf den Boden

---

*„Swami Saradananda strebt schon ihr ganzes erlebnisreiches Leben lang danach, das Bewusstsein der spirituellen Realität zu fördern und reist als moderne Sannyasin (Novizin) um die Welt. Ihre besondere Fähigkeit liegt darin, uns mit den alten Techniken der Chakra-Meditation vertraut zu machen und uns damit zu helfen, uns auf unsere innere Welt zu konzentrieren.“*

ROBERT MOSES, HERAUSGEBER DER ZEITSCHRIFT *NAMARUPA*

bringen, was sehr wichtig ist. Das Ergebnis war eine viel ausgewogenere Meditationspraxis. In diesem Buch findest du die Ergebnisse vieler Jahre von Meditation über alle wichtigen Chakren.

Jedes Kapitel dieses Buches behandelt ein wichtiges Chakra. Es beginnt mit einer Beschreibung der wichtigsten Eigenschaften der Chakren, dann folgt eine Meditation über sein *Yantra*, oder stilisiertes Diagramm. Bei der Meditation über die farbige Darstellung des Chakras mit seinen reich verzierten allegorischen Abbildungen sowie den Symbolen der Lotusblume und dem Sanskrit-Mantra beginnt man die Bewegung der Chakra-Energie im eigenen Körper zu spüren. Anschließend gibt es eine spezielle Meditation zum Element oder der spezifischen Qualität, die mit diesem Sakra assoziiert wird, von der Erde bis zum Äther. Außerdem findest du Übungen zur Beseitigung der negativen Gefühle, die das fehlende Gleichgewicht im jeweiligen Chakra mit sich bringt (zum Beispiel Angst, Wut, Schuld). Diese Übungen werden durch eine oder mehrere nützliche Techniken ergänzt, wie Meditationen beim Gehen oder Essen, Visualisierungen und Gesang, die man leicht in den Alltag integrieren kann.

Am Ende jedes Kapitels folgen einige Tools zur Unterstützung der Meditation, wie Blumen und Kristalle zur Reinigung der Energiekanäle, Ölextrakte für ein reinigendes Bad vor der Meditation und Räucherstäbchen für den Meditationsraum. Diätempfehlungen von Kräutertees bis hin zum Fasten zeigen dir, wie du die Wirkung der Meditation den ganzen Tag über stärken kannst. Auch das Üben von Yoga-Haltungen ist ein besonders wirkungskräftiges Mittel zur Unterstützung der Meditation. Die Anleitungen zu Meditationshaltungen kannst du Schritt für Schritt in deine regulären Yoga-Übungen integrieren. Ein Kapitel wird, soweit möglich, mit einer Meditation über eines der verwandten kleineren Chakren abgeschlossen. So ist zum Beispiel ein kleineres Chakra in den Füßen mit dem Wurzelchakra verbunden, es wird in Kapitel 1 behandelt. Ein kleineres Chakra in den Handflachen ist mit dem Herzchakra verbunden und wird in Kapitel 4 behandelt.

Wenn du willst, kannst du das Buch Kapitel für Kapitel durcharbeiten und die jeweiligen Meditationen ausprobieren. Ich würde jedoch empfehlen, während einer Meditation nie mehr als eine Übung zu machen. Du kannst auch die thematischen Meditationen (zum Beispiel über ein Element) an aufeinander folgenden Tagen oder Nächten durchführen und dich auf diese Weise quer durch die Kapitel hindurcharbeiten. Fange zum Beispiel mit dem härtesten Element (Erde in Kapitel 1) an und bewege dich in Richtung der feineren Elemente (Äther in Kapitel 5 und weiter bis zum reinen Bewusstsein in Kapitel 6 und 7) oder verfolge die Meditationen umgekehrt von dem obersten Chakra nach unten (Kapitel 7 bis 1).

Schließlich kannst du das Buch auch einfach durchblättern und dir Meditationen auswählen, die zu deiner Stimmung, Persönlichkeit oder zu bestimmten Situationen oder Umständen passen. Wenn du zum Beispiel einen langen Flug hinter dir hast, kannst du die Wurzelchakra-Meditation auf Seite 42-43 machen, um dir das innerliche „Ankommen" zu erleichtern. Wenn du unterrichten, singen oder vortragen sollst, hilft dir vielleicht die Kehlchakra-Meditation auf Seite 114-115. Willst du Ärger und Frustration effektiv bekämpfen, könnten dir die stillen Meditationen auf Seite 76-77 besonders helfen.

Die Chakra-Meditationen in diesem Buch sind einfach und positiv und lassen sich problemlos in deinen Alltag integrieren. Sie bieten einen praktischen Weg, mit dem jeder inneren Frieden finden kann – gleichgültig ob du gerade mit dem Meditieren anfängst oder bereits spirituelle Erfahrungen gemacht hast.

## ZUM VERSTÄNDNIS DER CHAKRA-THEORIE

Jedes Chakra stellt ein kostbares Puzzlesteinchen des menschlichen Bewusstseins dar. Dieses einführende Kapitel erklärt dir in leicht verständlicher Weise das Wesen der Chakren. Dabei werden, unter anderem mit Zitaten aus wichtigen spirituellen Texten, die Ursprünge der Chakra-Theorie im alten Indien und die Verbindung zur Yoga-Philosophie behandelt. So lernst du, das Funktionieren der Chakren in deinem Körper zu verstehen. Du lernst die Prinzipien der Energiekörper kennen sowie das Netzwerk aus Kanälen, in denen die feinstoffliche Energie Prana in deinem Körper zirkuliert. Du verstehst, wie jedes Chakra als energetische Schnittstelle zwischen physischer Materie und Bewusstsein funktioniert.

Wenn du dir vorstellen kannst, wie diese Lebenswirbel verschiedene Formen von Lebensenergie aufnehmen, assimilieren und ausdrücken, lernst du, deinem Chakra-System – deinem psychischen Befehls- und Kommandozentrum – zu vertrauen. Du lernst, deinen Körper, Geist und Intellekt sowie deine Gefühle, dein geistiges Leben und deine Interaktion mit der Umgebung weiter zu entwickeln und schließlich alle Aspekte deines Lebens ins Gleichgewicht zu bringen.

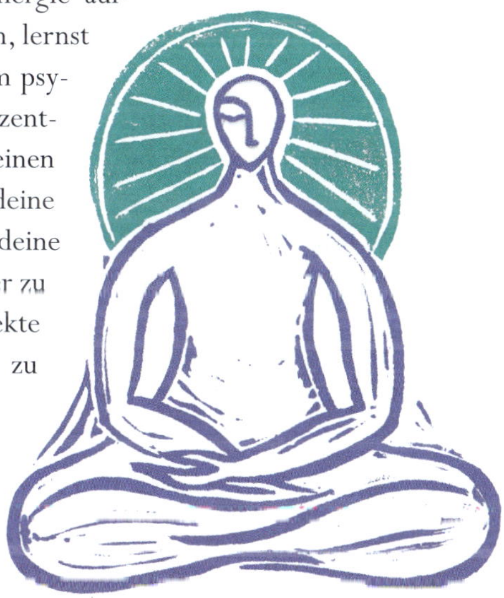

*„Aus dem Nabel des höchsten Bewusstseins, der im unendlichen Wasser ruht, wächst ein Lotus mit einer unendlichen Zahl von Blütenblättern, strahlend wie 10 Millionen Sonnen.“*
*Siva Purana*, 1.2.34-36

# WAS SIND CHAKREN?

Die wörtliche Übersetzung des Sanskrit-Wortes „*Chakra*" lautet „Rad". Heute wird dieser Begriff vor allem mit den sieben Zentren der Lebensenergie im feinstofflichen Körper in Verbindung gebracht. Sie befinden sich am unteren Ende der Wirbelsäule, im Unterbauch, im Solarplexus, im Herzen, in der Kehle, in der Stirn und auf dem Scheitel (s. Illustration).

Ein medizinisch gebildeter Mensch wird die Chakren wahrscheinlich als Energiezentren bei den Nervenzentren des physischen Körpers bezeichnen, für einen Hellseher ist jedes Chakra ein Energiewirbel. Ein Yogi betrachtet Chakren als Zentren des spirituellen Bewusstseins, und eine wachsende Zahl von Psychologen verwenden das Chakra-System zur Darstellung der Entwicklung der menschlichen Persönlichkeit. Alle diese Sichtweisen sind gleichermaßen richtig.

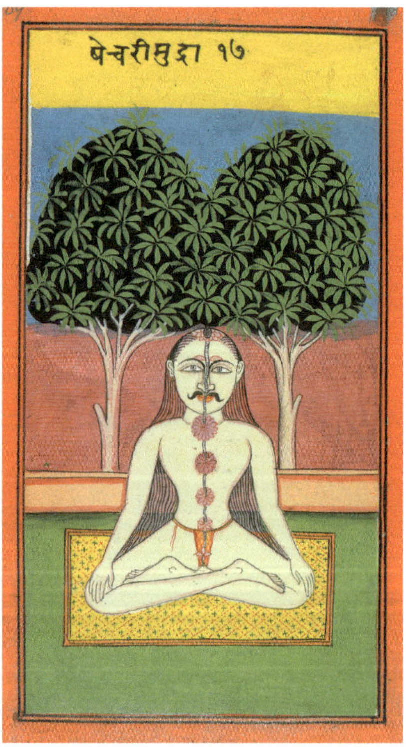


Du kannst dir deine Chakren als Zahnräder vorstellen, die Energie nach oben oder unten leiten. Betrachten wir zunächst einmal den Energiefluss vom Scheitel bis zum Ende der Wirbelsäule. Stelle dir vor, etwas inspiriert dich und eine Idee gelangt in deinen Kopf: Dies ist die Energie des Kronenchakras. Wenn du die Idee in deinem Geist umsetzt, benutzt du die Energie des Stirnchakras. Wenn du von der Idee überzeugt bist, diskutierst du sie vielleicht mit deinen Freunden oder Kollegen, indem du die Energie des Kehlchakras benutzt. Dann nimmst du sie dir „zu Herzen" durch das Herzchakra. Die Idee wird jetzt über das Solarplexus-

## Das Symbol der Lotusblume

*Die Chakren werden oft als Lotusblüten dargestellt, jede mit einer anderen Zahl von Blütenblättern. Der Lotus ist ein kraftvolles Symbol in der indischen Tradition. Die Pflanze wurzelt und wächst in Schlamm und Schmutz, was wir mit dem Erdelement und damit dem Muladhara- oder Wurzelchakra in Verbindung bringen. Sie wächst im Wasser, was wir mit Swadhisthana, dem zweiten oder Sakralchakra verbinden, wie auch die Energie durch die Chakren aufsteigt. Einziges Ziel der Pflanze ist es, zur Sonne hin zu wachsen, die im Energiekörper vom Kronenchakra repräsentiert wird, dem höchsten Ziel der aufsteigenden Energie. Erreicht deine Lebensenergie dieses von einem Lotus mit unendlich vielen Blütenblättern symbolisierten Chakra, so wirst du erleuchtet.*

Chakra in die physische Realität umgesetzt, die deine Träume nährt (sakrale Chakra-Energie), bis sie schließlich konkrete Form annimmt (Wurzelchakra-Energie). Je mehr du über deine Idee nachdenkst und sprichst und je mehr du planst und organisierst, umso stärker wird beim Durchlaufen deiner Energiezentren das Bewusstsein, bis die Idee zur Wirklichkeit wird. Jedes Bauwerk und jede politische Bewegung, jedes Kleidungsstück, das du trägst und jede Mahlzeit, die du isst hat als Gedanke begonnen und folgt der gleichen nach unten gerichteten Energiebewegung, um sich schließlich in der Welt zu manifestieren. Wenn du diesen Energiefluss mittels Chakra-Meditation reinigst, werden alle Schritte in diesem Prozess müheloser verlaufen.

Um die Reise hin zur spirituellen Erleuchtung zu beginnen, brauchen wir jedoch auch die aufwärts fließende Energie. Die Chakren leiten die Energie auch nach oben und transformieren sie in einen befreienden Strom. Wenn die Energie von ihrer Basis im niedrigsten Chakra aus nach oben wandert (was mit der Festigkeit des Erd-Elements assoziiert wird), wird sie mit jedem Schritt freier, leichter und ungebundener, bis sie schließlich die Elemente Erde, Wasser, Feuer, Luft und Äther übersteigt und ihre eigentliche Mission antritt: Sie öffnet und befreit dein Bewusstsein. Die Übungen in diesem Buch sollen das Funktionieren deiner Chakren verbessern und dir helfen, das höchste Ziel der Meditation zu erreichen: Freiheit und Erleuchtung.

# WIE FUNKTIONIEREN CHAKREN?

Man kann Chakren mit Telefonzentralen vergleichen. Zahllose Leitungen (*Nadi*, Energiekanäle) führen zu den größeren Chakren, wobei jede Leitung riesige Mengen energetische Information transportiert. Zu den kleineren Chakren führen weniger Leitungen. In allen Chakren wird diese Energie aufgenommen und verarbeitet, bevor sie wieder nach außen in den Einflussbereich des jeweiligen Chakras geleitet wird: den Körper oder die Psyche. Chakren sind also der Mechanismus, durch den Gefühle und Ideen den physischen Körper beeinflussen und umgekehrt. Sie bringen Informationen zu und nehmen Informationen von deinen Sinnesorganen und aktiven Körperteilen auf: in Indien zählt man dazu Hände, Füße, Zunge, Fortpflanzungs- und Ausscheidungsorgane. Beseitigt man Energieblockaden in den Chakren, so stärkt man damit die Sinne und steigert das physische und emotionale Wohlbefinden enorm.

## *Die unteren Chakren*

Von unten angefangen, regeln deine drei größeren Chakren deine Verbindung zur realen Welt: Wie sicher und stabil ist dein Leben? Was ist dein Platz in der Gemeinschaft? Wie drückst du deine Individualität aus?

1 **Dein Muladhara oder Wurzelchakra** bringt Verankerung und Sicherheit.

2 **Dein Swadhisthana oder Sakralchakra** ermöglicht es dir, die Welt zu erfahren und das Leben zu genießen.

3 **Dein Manipura oder Solarplexuschakra** gibt dir die Energie, um effizient zu funktionieren.

## *Die mittleren Chakren*

Die Chakren 4 bis 6 regeln die innere Realität. Sie regulieren deine Selbstwahrnehmung und die Art, wie du dich selbst ausdrückst und dich zu anderen verhältst:

4 **Dein Anahata oder Herzchakra** steuert die Fähigkeit zu Liebe und Mitgefühl und ermöglicht es dir, Liebe auszudrücken (oder sie zu blockieren).

**5 DEIN VISHUDDA ODER KEHLCHAKRA** reguliert die Kommunikation und ermöglicht es, Informationen aufzunehmen und dich auszudrücken.

**6 DEIN AJNA ODER STIRNCHAKRA** ist der Sitz der Weisheit. Dein Geistesauge sieht deine Träume und führt dich zu ihnen.

## *Das höchste Chakra*

**7 DEIN SAHASRARA ODER KRONENCHAKRA** vermittelt die höchste Realität oder Unendlichkeit.

## *Die kleineren Chakren*

- **DEIN PLANTARCHAKRA** an beiden Fußsohlen ist dein Verankerungspunkt und die Schnittstelle zwischen deinem Energiesystem und dem der Erde.
- **DEIN HANDCHAKRA** bildet eine wichtige Antenne, mit der die Welt dich erreichen kann und du die Welt.
- **DEIN SCHILDKRÖTENCHAKRA** am oberen Ende des Brustbeins ermöglicht es, Energie aus den Sinnesorganen abzuziehen und dich zu konzentrieren.
- **DEIN SOMA ODER MONDCHAKRA** über dem Gaumen hilft dir dabei, die unendliche Süße des Lebens zu genießen.

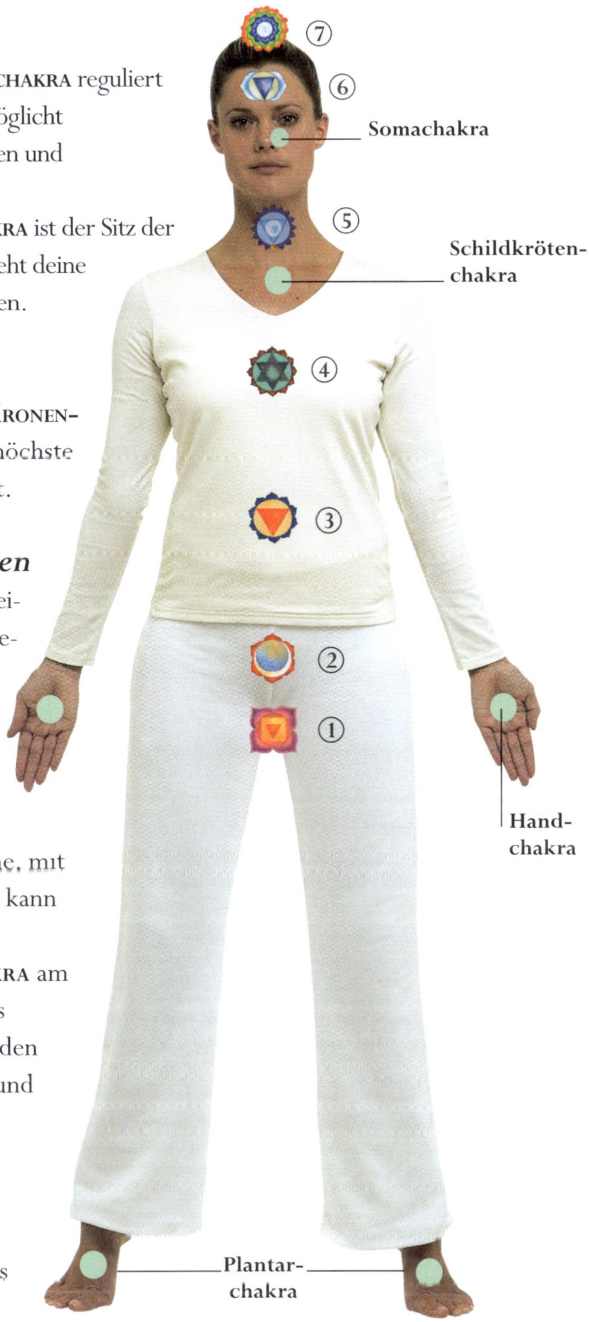

# DEINE CHAKREN ERLEBEN

Bevor du mit der Chakra-Meditation beginnst, ist es wichtig, deine Energiezentren unmittelbar zu erleben und sie nicht lediglich als philosophische Konzepte zu verstehen. Dies hilft dir, deine Energieschwächen und Blockaden zu fühlen, und du verstehst, wie dir die Meditation dabei helfen kann, sie zu beheben. Bei der einführenden Meditation auf der nächsten Seite richtest du deine Aufmerksamkeit nacheinander auf jedes Energiezentrum, indem du sie als Blüten visualisierst. In der indischen Tradition wird jedes Chakra als Lotusblume mit einer bestimmten Anzahl von Blütenblättern dargestellt. Du fängst am besten mit dem Üben der unten dargestellten Meditationshaltung an.

## *Der Meditationssitz*

1 *Suche einen gut gelüfteten Raum, in dem dich nichts ablenkt, und der warm genug ist, wenn du still sitzt. Trage lockere Kleidung, am besten aus Baumwolle oder anderen Naturfasern. Lasse die Schuhe außerhalb des Raums. Lege eine Yogamatte oder andere dicke Matte auf den Boden.*

2 *Setze dich mit gekreuzten Beinen auf die Matte. Widerstehe der Versuchung, dich an die Wand zu lehnen oder hinzulegen. Sitze ruhig und halte den Rücken gerade. Sollte diese Haltung dir schwer fallen, so lege Yoga-Blöcke oder ein Kissen unter dein Gesäß oder setze dich zunächst auf einen Stuhl mit gerader Lehne, mit den Füßen flach auf dem Boden. Wickle dich in einen Schal, wenn dir kalt ist.*

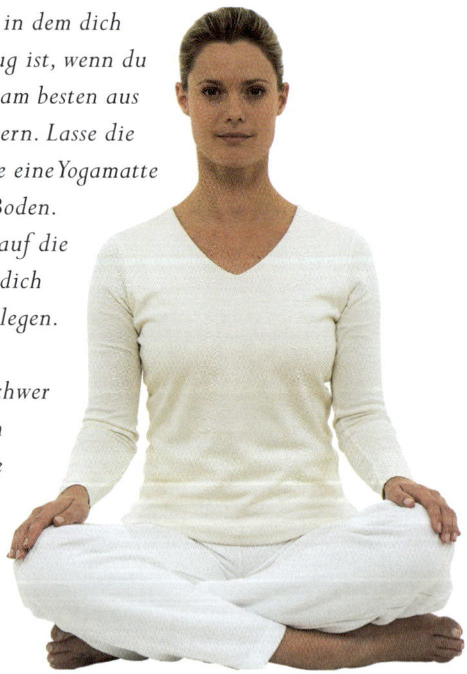

## *Einführende Chakra-Meditation*

1 *Setze dich in eine komfortable Meditationsstellung mit geradem Rücken (siehe gegenüberliegende Seite). Atme acht bis zehn Mal tief ein, dann lass' deinen Atem auf einen natürlichen Rhythmus zurückfallen, den du nicht weiter kontrollierst.*

2 *Richte deine Aufmerksamkeit auf die Unterseite deiner Wirbelsäule, wo sich dein Muladhara oder Wurzelchakra befindet. Stelle es dir als vierblättrige Blüte vor.*

3 *Jetzt lenke deine Aufmerksamkeit auf dein zweites Chakra, das Swadhisthana oder sakrale Chakra. Es befindet sich in der unteren Lendenwirbelsäule, bei den Nieren und Fortpflanzungsorganen. Stelle es dir als sechsblättrige Blüte vor.*

4 *Konzentriere dich jetzt auf den Bereich über deinem Nabel, dem Ort des Manipura- oder Solarplexuschakras. Stelle dir dabei eine zehnblättrige Blüte vor.*

5 *Dann richte deine Aufmerksamkeit auf die Mitte deines Herzens. Dort befindet sich das Anahata- oder vierte Chakra. Stelle es dir als zwölfblättrige Blüte vor.*

6 *Konzentriere dich jetzt auf deine Kehle, wo sich dein fünftes Chakra – Vishudda – befindet. Denke dabei an eine Blüte mit 16 Blättern.*

7 *Dann lenkst du deine Aufmerksamkeit auf den Punkt zwischen den Augenbrauen. Dort befindet sich dein Ajna- oder Augenbrauenchakra. Denke an eine Blüte mit zwei Blättern.*

8 *Schließlich führe deine Aufmerksamkeit zum Scheitel deines Kopfes, dem Ort des siebten Chakras, Sahasrara. Diese Blüte hat eine unendliche Zahl von Blütenblättern.*

9 *Wenn du dich auf diesem Meditationsniveau wohlfühlst, wiederhole die Übung, aber konzentriere dich nicht auf Blumen, sondern auf die Qualitäten, die die Meditation über das jeweilige Chakra hervorruft* *(siehe Seite 18).*

### *Die Meditation beenden*

*Am Ende einer Meditation verspürst du vielleicht den Wunsch nach einer einfachen Übung, damit du dich nicht zu verletzlich fühlst. Dazu führst du deine Aufmerksamkeit wieder ans untere Ende der Wirbelsäule und stellst dir vor, dass die Blüte des Wurzelchakras ihre Blütenblätter schließt. Wiederhole diese Übung mit den jeweils anderen Chakren.*

## Eigenschaften der Chakren

| Chakra | Ort | Zahl Blütenblätter | Element | Meditation entwickelt |
|---|---|---|---|---|
| **Muladhara** *Wurzelchakra* | *Untere Wirbelsäule* | *4* | *Erde* | • *Verankerung* • *Verwurzelung* • *Gleichmut* |
| **Swadhisthana** *Sakralchakra* | *Untere Lendenwirbelsäule und Steißbein, Nieren und Fortpflanzungsorgane* | *6* | *Wasser* | • *Kreativität* • *Mitschwimmen im Strom* |
| **Manipura** *Solarplexuschakra* | *Über dem Nabel Solarplexus-Bereich und Verwandlung* | *10* | *Feuer* | • *Fähigkeit zur Anpassung* |
| **Anahata** *Herzchakra* | *Herz und Mitte der Brust* | *12* | *Luft* | • *Mitgefühl* • *Fähigkeit zur Liebe* |
| **Vishuddha** *Kehlchakra* | *Kehle* | *16* | *Äther (oder raum)* | • *Kreativität* • *Kommunikationsfähigkeiten* |
| **Ajna** *Augenbrauenchakra* | *Zwischen den Augenbrauen* | *2* | *Geist (kontrolliert die Sinne und Elemente)* | • *Intellekt* • *Intuition* |
| **Sahasrara** *Kronenchakra* | *Scheitel* | *unendlich* | *Jenseits der Elemente* | • *Spirituelles Erkennen* • *Erleuchtung* |

# ANTIKER URSPRUNG, MODERNE METHODEN

Chakra-Meditation als Pfad zur spirituellen Erleuchtung wird seit Jahrtausenden praktiziert. Ihre Wurzeln liegen in spirituellen Traditionen, die in den ersten Jahrhunderten nach Christus auf dem indischen Subkontinent zum ersten Mal formuliert wurden. Bis zum Mittelalter wurden die Techniken ausschließlich mündlich weitergegeben, die ersten schriftlichen Dokumente stammen erst aus dem 19. Jahrhundert.

Auch in alten chinesischen Überlieferungen finden wir Hinweise auf Chakra-Meditation: *Prana* – Sanskrit für feinstoffliche Energie – wird in der chinesischen Philosophie als *Chi* oder *Ki* bezeichnet, und die als *Nadis* bekannten Energiekanäle werden im Chinesischen als „Meridiane" bezeichnet. Die chinesischen Lehren beziehen sich jedoch kaum auf die sieben wichtigen Chakren. Dies könnte damit zusammenhängen, dass das Interesse für die Prinzipien des Energieflusses in China vor allem medizinisch begründet war, während es in den indischen Schriften vor allem um Spiritualität geht. In der modernen westlichen Welt finden wir die Chakren-Theorie vor allem im Yoga. In Indien wurde Hatha-Yoga vor Tausenden von Jahren als Methode und Weg zur Erreichung eines Zustands der Erleuchtung entwickelt. Übungen in acht Disziplinen sollen die Kontrolle über den physischen Körper, den Geist und die feinstoffliche Energie verbessern. Die erste Disziplin ist die innere und äußere Reinigung, die zweite körperliche Ertüchtigung, die dritte Hand- und Körperhaltungen zum Erhalt von Energie, die vierte Atemkontrolle, die fünfte Rückzug der Sinne aus der Objektbezogenheit, die sechste Konzentration, die siebte ist die Chakra-Meditation. Die achte und letzte Disziplin besteht aus dem Erleben des absoluten Eins-Seins. Mehr Flexibilität, ein stärkerer Körper und geringere Stressanfälligkeit (nützlich für das moderne Leben) sind sehr positive Nebeneffekte des Hatha-Yoga und seiner spirituellen Praxis. Da die Chakra-Meditation schon seit alters her zum Hatha-Yoga gehört, sind die hier geübten Techniken zur Atemkontrolle und die Yoga-Haltungen zur Ausbalancierung und Anregung der Chakren besonders geeignet und bilden viele der Übungen in diesem Buch.

# DIE DREI KÖRPER

Um zu verstehen, wie die Meditationsübungen in diesem Buch wirken und wie sie dir im täglichen Leben helfen können, betrachten wir im Folgenden die Grundzüge des Yoga-Systems der „subtilen Anatomie", aus der sich die Theorie der Chakren ergibt. Die Yoga-Theorie geht von einem Modell mit drei Körpern aus: dem physischen, astralen und kausalen Körper. Dabei ist der folgende Körper stets subtiler und weniger leicht wahrzunehmen als der vorherige. Das wahre Selbst – das aus reinem Bewusstsein besteht – liegt außerhalb dieser Körper. Das Ziel aller Meditation- und Yoga-Übungen ist es, dieses Selbst zu verstehen und mit ihm eins zu werden. Wer sich auf diese Weise befreien will, muss aufhören sich an die anderen Hüllen oder Schichten zu binden und sich stattdessen mit dem „Selbst" identifizieren, das jenseits all dieser Hüllen liegt.

## *Der physische Körper*

Der konkreteste deiner drei Körper ist der physische Körper – im Sanskrit als *Stula sharira* bezeichnet – den du „meinen Körper" nennst. Er besteht aus nur einer Hülle, der „Nahrungshülle" oder *Annamaya Kosha*. (Laut Yoga-Theorie besteht sie aus der Nahrung, die du zu dir nimmst). In diesem Körper wurdest du geboren, du siehst ihn wachsen und altern. Wenn du älter wirst, fängt dieser physische Körper an sich zu verändern und irgendwann wird er sterben. Nach dem Tod zerfällt seine physische Struktur und seine Bestandteile kehren in den Naturzyklus zurück. Das Verständnis der Beziehung dieser Elemente zu den Chakren ist ein wichtiges Element der Chakra-Meditation (siehe Tabelle rechts).

*„Wie ein Mensch alte Kleider abstreift und sich in neue Kleider hüllt, so streift das verkörperte Selbst alte verbrauchte Körper ab und hüllt sich in neue."*
Bhagavad Gita, 2.22

### Elemente des physischen Körpers

| **Element** | **Verbunden mit** |
|---|---|
| **Erde**, *oder feste Materie* | **Wurzel**, *niedrigstes oder erstes Chakra* |
| **Wasser**, *oder flüssige Materie* | **Sakral**, *oder zweites Chakra* |
| **Feuer**, *oder physische Energie* | **Solarplexus**, *oder drittes Chakra* |
| **Luft**, *oder gasförmige Materie* | **Herz**, *oder viertes Chakra* |
| **Äther**, *oder Raum* | **Kehle**, *oder fünftes Chakra* |

*Das fünfte und das sechste Chakra stehen außerhalb der physischen Elemente und haben keine Meditationselemente.*

In diesem Buch findest du Meditationen zur Reinigung aller fünf Elemente deines physischen Körpers. Diese Übungen verbessern nicht nur dein körperliches Wohlbefinden, sie führen schließlich zur Kontrolle deines Prana (der Lebensenergie). Wenn du dein Prana in positive Kanäle leiten kannst, beginnst du damit deinen Geist zu beherrschen. Um deinen physischen Körper weiter zu kräftigen, befolge die Atem-Meditationen in diesem Kapitel und verstärke sie mit den *Asanas* (physischen Yogaübungen), die am Ende jedes Kapitels erklärt werden. Eine leichte, vegetarische Diät und gelegentliches Fasten verstärken die Wirkung der Meditation auf deinen physischen Körper.

## *Der Astralkörper*

Die meisten Menschen, die an Chakra-Meditation interessiert sind, begreifen instinktiv, dass außerhalb der „Realität" des physischen Körpers noch größere Dimensionen liegen. Der Astral- oder feinsinnige Körper (Sanskrit *Shukshma Sharira*) wird in der Yoga-Theorie als zweiter Körper definiert. Nach dem hinduistischen Glauben reinkarniert dieser Körper und nimmt bei der Geburt einen neuen physischen Körper an. Während des Lebens ist er durch ein feines Band mit dem physischen Körper verbunden. Im Schlaf, während der physische Körper ruht, ist der Astralkörper befreit von den Beschränkungen der physischen Realität. Deshalb ist man im Traum nicht an Zeit, Raum oder Kausalität gebunden und es gelten keine Gesetze der Gravitation oder Logik. Man fliegt durch die Luft, ist gleichzeitig in London und New York oder kennt den Ablauf der Dinge schon, bevor sie geschehen sind. Dennoch bleiben der physische und der astrale Körper auch im Traum oder auf einer „astralen Reise" miteinander verbunden. Diese Verbindung bricht erst im Tod ab, dann trennen sich die astralen und kausalen Körper (siehe S. 24) vom physischen Körper.

Dein Astralkörper ist die Heimat deiner Persönlichkeit und deiner Gedanken, deiner Vorlieben und Abneigungen. Er ist Sitz aller deiner nicht-physischen Eigenschaften und Qualitäten. Zum besseren Verständnis denke einmal an die Gefühle Liebe oder Angst. Obwohl diese Gefühle deinen Körper stark zu beeinflussen scheinen – man „verliert sein Herz" oder hat Durchfall – gehen sie nicht von ihm aus. Wo beginnen sie dann? In deinem Astralkörper, wo sich auch deine Psyche, dein Intellekt und dein Prana (Lebensenergie) befinden. Wenn du deinen Astralkörper mittels Chakra-Meditation neu „einstellst", kannst du damit deine Persönlichkeit, deine Gedanken und deinen Intellekt positiv beeinflussen!

## *Die Hüllen des Astralkörpers*

Von deinen drei Körpern ist dein Astralkörper der komplexeste. Er verfügt über drei *Koshas* oder Hüllen.

- **Die erste Hülle**, *Pranamayakosha*, ist die wichtige „lebendige" Hülle, auf die man sich bei der Chakra-Meditation konzentriert. Die *Pranamayakosha* enthält dein Prana und das Netzwerk von Kanälen, durch die diese Lebenskraft fließt, sowie die Chakren, die die Energie aufnehmen und weiterleiten. Dieser Prana-Körper ist der energiegeladene „Doppelgänger", der sich am nächsten zu deinem Körper befindet. Dieser nimmt die Energie auf wie ein Schwamm das Wasser. Er enthält auch die fünf Organe des Handelns, mit denen du auf die Welt reagierst: Arme, Beine, Mund, Fortpflanzungs- und Ausscheidungs-

*Man sagt, dass ein Foto von Kirlian ein visuelles Bild der astralen Körperhülle ist. Chakra Meditation entschlackt und kräftigt nicht nur diese erste Schicht des Astralleibs, was einer körperlichen Sensation entspricht, sondern auch die zweite Schicht (mental und emotional), sowie auch die dritte, die den Intellekt und Individualität betrifft.*

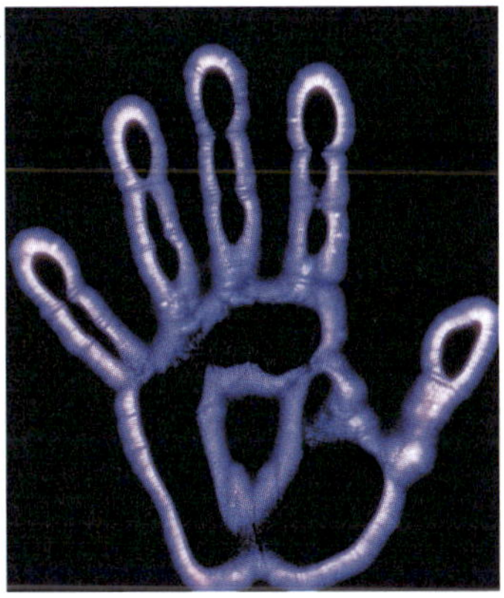

organe. In diesem Teil des Astralkörpers erlebst du Gefühle wie Hitze, Kälte, Hunger und Durst. Die Yoga-Asanas am Ende jedes Kapitels, aber auch bewusste Stille (siehe Seite 112-113) und die Chakra-Meditationen und Atemtechniken in diesem Buch helfen dir, diesen Körper zu reinigen und zu stärken.

• **DIE ZWEITE HÜLLE**, *manomaya kosha*, ist die mentale und emotionale Schicht des Astralkörpers. Mit ihr erlebt man Wut, Lust, Trauer, Aufregung, Depression und Enttäuschung. Hier befinden sich die fünf Organe des Wissens (die Sinne), mit denen du etwas über die Welt erfahrst und mit denen die Welt dich beeinflusst, sowie die bewussten, unbewussten und instinktiven Teile deiner Psyche. Man könnte das Funktionieren dieser Hülle mit einem Bankangestellten vergleichen, der seine tägliche Arbeit gewissenhaft erledigt, aber selbst keine Entscheidungen über das Handeln der Bank trifft. Es geht also um erlernte, automatisierte Handlungen, wie Anhalten bei einer roten Ampel oder Zahneputzen nach dem Frühstück. Das Planen und Erlernen dieser Handlungen übernimmt jedoch der Verstand, der sich in der nächsten Hülle befindet. Mit den Meditationen und Pranamayama-Atemtechniken in diesem Buch kannst du auch diesen „automatisierten" Teil deiner Psyche reinigen und stärken. Auch gelegentliches Fasten, Singen, gegenwärtig sein, selbstloses Handeln und spirituelle Andacht verstärken diese Effekte der Meditation.

• **Die dritte Hülle** oder *Vrijnanamayakosha* bildet den intellektuellen Bereich deines Astralkörpers. Man könnte sich ihn als Bankmanager oder Vorstandvorsitzenden vorstellen, der deinen Lebensplan entwickelt und in die Praxis umsetzt. In dieser Hülle zweifelst du, diskutierst mit dir selbst, triffst Entscheidungen und fällst Urteile. Diese Hülle ist die Heimat deines Intellekts und Selbstbewusstseins. Das Konzept des „Ich" in der Yoga-Philosophie unterscheidet sich allerdings wesentlich von dem der westlichen Philosophie. Die Yoga-Theorie betrachtet das „Ich" als Gefühl der einmaligen Individualität: Es ist das, was du als „Selbst" betrachtest und was dich von der Identifikation mit dem universellen Bewusstsein trennt. Wenn du auf einem spirituellen Weg weiterkommen willst, musst also dein Ego reinigen und deinen Intellekt verfeinern. Dazu kannst du positiv denken, selbstlos handeln und dich mit Hilfe der konzentrierten Meditationen in diesem Buch prüfen und weiterentwickeln.

## *Der Kausalkörper*

Der dritte Körper heißt im Sanskrit *Karana Sharira*, der Ursachenkörper. Laut Yoga-Theorie befindet sich dort dein Karma (also die Folgen früherer Handlungen) und es werden dort alle Sinneseindrücke deines jetzigen Lebens und früherer Leben gespeichert. Eins der Grundkonzepte der Yogis ist, dass du dir bei deiner Geburt einen bestimmtem Körper und eine Familie auswählst. Dieser Körper bestimmt deine Talente und Fähigkeiten, deine Emotionalität und äußere Erscheinung. Dieser Kausalkörper hat nur eine Hülle, die *Anandamaya Kosha* oder Glückseligkeitshülle, mit der du Freude und Glück erfährst. Die beste Art, diesen Körper zu reinigen, besteht aus regelmäßiger Meditation.

# LERNE DEINE DREI KÖRPER KENNEN

| Körper | Geformt aus | Besteht aus | Erfahrungen | Wahrnehmung | Reinigung |
|---|---|---|---|---|---|
| **Physischer Körper** Stula sharira | **Nahrungshülle** Annamaya kosha | • *Elemente: Erde, Wasser, Feuer, Äther (Raum)* | *Geburt, Wachstum, Entwicklung, Alter, Tod* | *Wachheit* | *Yogahaltungen, Atem- und Detox-Techniken, vegetarische Diät, Fasten* |
| **Astralkörper** Sukshma sharira | **Lebendige Hülle** Pranamaya kosha | • *Prana* • *Organe des Handelns (Hände, Füße, Anus, Zunge, Fortpflanzungsorgane)* | *Hunger, Durst, Hitze, Kälte* | *Wachheit und Traum* | *Yogahaltungen, Atemtechniken, bewusste Stille* |
| | **Mentale Hülle** Manomaya kosha | • *Wissensorgane (die Sinne)* • *Bewusster und unbewusster Teil der Psyche* | *Gefühle wie Wut, Lust, Hochgefühl, Trauer* | *Wachheit und Traum* | *Atemübungen, Fasten, selbstloses Dienen, Singen, spirituelle Hingabe, Meditation* |
| | **Intellektuelle Hülle** Vijnanamaya kosha | • *Ich und Intellekt* | *Gedanke, Urteil, Entscheidung* | *Wachheit und Traum* | *Selbstloses Dienen, Meditation, positives Denken, Studium der Schriften, Selbstanalyse* |
| **Kausalkörper** Karana sharira | **Glückseligkeitshülle** Anandamaya kosha | • *Karma* • *Tief unbewusste Eindrücke* | *Glück, Freude* | *Wachheit, Traum und Tiefschlaf* | *Meditation* |

# PRANA UND NADIS

Das Sanskritwort *Prana*, das die feinstoffliche Energie in unserem Körper bezeichnet, wird normalerweise als „Lebenskraft", „Lebensenergie" oder „Lebenshauch" übersetzt, aber keiner dieser Begriffe gibt genau wieder, was gemeint ist, weil das dahinterstehende Kulturkonzept im Westen nicht richtig verstanden wurde. Das chinesische *Chi* (wie bei *Tai chi*) und das japanische *Ki* (wie in A*ki*do und Rei*ki*) sind bessere Übersetzungen. Akupunkturisten, Reflexologen und Anhänger des Shiatsu und der Kampfsportarten arbeiten mit dieser Kraft. Prana fließt in feinen Kanälen – Nadis – durch den Körper. Im Sanskrit verweist *Nadi* auf ein Flussbett mit Wasser oder auf einen Kanal, durch den ein Fluss fließt. Im chinesischen System werden die Nadis „Meridiane" genannt. Das feinstoffliche Netz deiner Prana-Hülle besteht aus ca. 72.000 Nadis, die erste Hülle deines Astralkörpers (siehe Seite 22-23). In der gegenüber abgebildeten traditionellen indischen Darstellung des physischen Körpers sind einige davon abgebildet. Sie sind vom Astralkörper umgeben und verzweigen sich mit ihm über die wichtigen größeren und kleineren Chakren.

Man kann sich die Nadis als die Straßen in einem Transportsystem für Energie vorstellen. Wo sich zwei oder mehr Straßen kreuzen, befinden sich Chakren oder Energieverbindungen. Die wichtigsten sieben Chakren befinden sich an den sieben wichtigsten Kreuzungen, während die kleineren Chakren sich an den weniger belebten Straßen befinden. Wenn deine Energiestraßen frei von Staus sind, können die Fahrzeuge (Prana) frei fahren. Je mehr Straßen sich jedoch treffen, umso größer wird die Wahrscheinlichkeit auf Staus bzw. Energieblockaden. Die Meditationen in diesem Buch helfen dir, solche Blockaden zu beseitigen, damit der Verkehr frei und ungestört fließen kann.

*„In diesem Käfig (dem Körper) befinden sich 72.000 Nadis. Von all diesen macht der Sushumna (der zentrale Nadi) den Yogis die größte Freude."*
*Hatha Yoga Pradipika*, 4.18

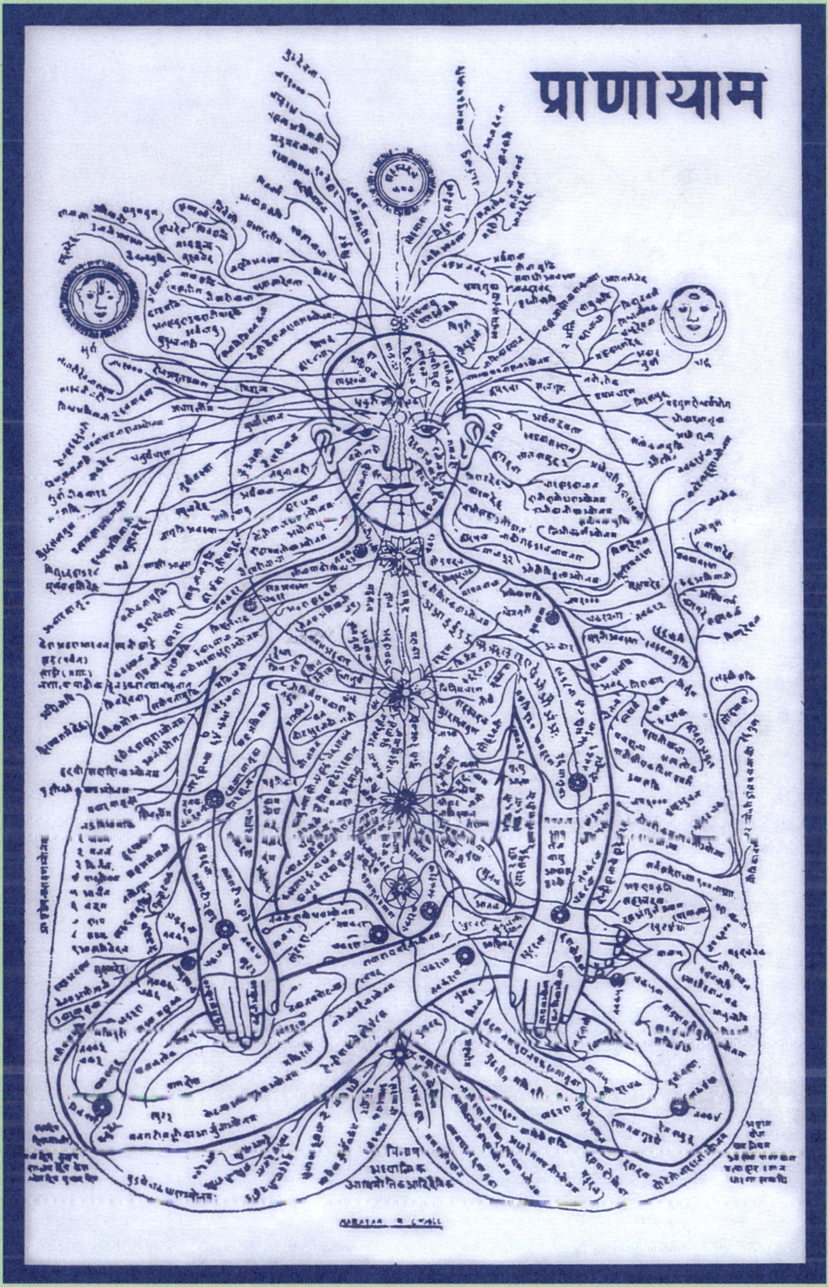
प्राणायाम

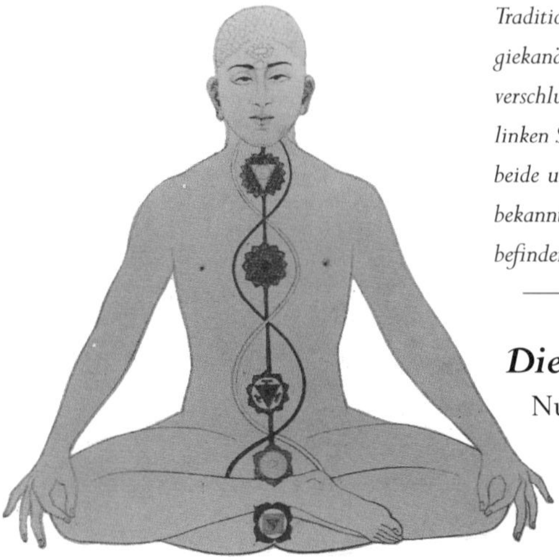

*Traditionellerweise werden die drei wichtigsten Nadi-Energiekanäle, wie in der linken Abbildung, als miteinander verschlungen abgebildet. Der Ida-Kanal beginnt auf der linken Seite der Wirbelsäule, der Pingala auf der rechten und beide umschlingen den zentralen Kanal, der als Sushumna bekannt ist und an dem sich die sieben wichtigen Chakren befinden. Diese werden in Form von Lotusblüten dargestellt.*

## *Die drei wichtigsten Nadis*

Nur drei der insgesamt 72.000 Nadis in deiner *Pranamaya kosha* – der Energiehülle deines Astralkörpers – sind in der Chakra-Meditation von Bedeutung: Der Ida-Kanal links von der Wirbelsäule, die Pingala rechts davon und in der Mitte der zentrale Sushuma-Kanal, der an der Wirbelsäule anliegt.

Um die Wirkung dieser Nadis auf deinen physischen Körper zu erleben, lege das Buch einen Moment hin. Halte den Rücken einer Hand unter ein Nasenloch. Atme aus, dann halte den Handrücken unter das andere Nasenloch. Atme aus. Dir fällt auf, dass sich dein Atem an einer Seite etwas kräftiger anfühlt als an der anderen. Wenn du das Experiment im Lauf des Tages wiederholst, wird dir vielleicht auffallen, dass deine stärkere Seite alle anderthalb bis zwei Stunden wechselt. Dies weist auf einen normalen Wechsel von Energie zwischen Ida-Nadis (links) oder Pingala-Nadis (rechts) und den damit korrespondierenden Gehirnhälften hin, denn die rechte Gehirnhälfte kontrolliert die linke Körperseite und andersherum. Wenn Prana durch diese Kanäle fließt, beeinflusst dies dein Verhalten und deine Stimmung

---

*„Eingeschlossen zwischen Ida und Pingala trägt der Sushumna Nadi sechs Lotusblüten mit sechs Energien. Nur die Yogis kennen sie."*
Siva Samhita, 2.27

## DIE QUALITÄTEN DER WICHTIGSTEN NADIS

| IDA | PINGALA |
|---|---|
| • **LINKE KÖRPERHÄLFTE** | • **RECHTE KÖRPERHÄLFTE** |
| • **RECHTE GEHIRNHÄLFTE** | • **LINKE GEHIRNHÄLFTE** |
| • *Symbolisiert durch den Mond und die Göttin Shakti* | • *Symbolisiert durch die Sonne und den Gott Shiva.* |
| • *Weiblich* | • *Männlich* |
| • *Kühl* | • *Warm* |
| • *Aktiv* | • *Passiv* |
| • *Yin* | • *Yang* |
| • *Beruhigend* | • *Erregend* |
| • *Introvertiert* | • *Extrovertiert* |
| • *Holistisch* | • *Analytisch* |
| • *Emotional* | • *Rational* |
| • *Subjektiv* | • *Objektiv* |
| • *Nonverbal* | • *Verbal* |
| • *Räumlich* | • *Mathematisch* |
| • *Simultan* | • *Sequenziell* |
| • *Intuitiv* | • *Logisch* |

in verschiedener Weise. Die wichtigsten Eigenschaften der Nadis rechts und links findest du in der Tabelle oben.

Nur während der Meditation fließt der Atem gleichmäßig verteilt durch beide Nasenlöcher und gelangt in den zentralen Energiekanal, den Sushumna. In dem Moment befinden sich beide Gehirnhälften im Gleichgewicht und die oben aufgeführten entgegengesetzten, aber zugleich komplementären Qualitäten der Psyche sind vereint. Dies hilft dir, Gleichgewicht in allen Bereichen deines Lebens zu finden. Die Atemübungen im Yoga sind besonders geeignet, Energieblockaden in deinen Nadis zu beseitigen und einen Zustand der Meditation zu erreichen, in dem deine Chakren geöffnet sind und gut funktionieren. Eine der besten dieser Übungen ist die abwechselnde Nasenlochatmung, die auf Seite 30-31 demonstriert wird.

# VORBEREITENDE ATEMÜBUNGEN

Es empfiehlt sich, jede Meditation in diesem Buch mit der Übung *Anuloma Viloma* (abwechselnde Nasenlochatmung) zu beginnen. Keine andere Übung reinigt die Nadis so schnell und gründlich und bewirkt so effizient einen gleichmäßigen Fluss des Prana durch die wichtigsten Energiekanäle. Auch wenn du schon Erfahrung in Meditation hast, solltest du deine Nadis vor Beginn der Meditation mit mindestens zehn Durchgängen dieser Übung reinigen. Wenn deine Nadis durch deine Atemübungen, Meditationen und Yogahaltungen im Lauf der Zeit reiner werden, wirst du möglicherweise etwas mehr transpirieren als sonst. Wenn du den Schweiß als „magnetische Energie" in deine Haut massierst und mit dem Baden oder Duschen noch mindestens 30 Minuten wartest, wird dies deinen Körper noch mehr kräftigen.

## *Handhaltung*

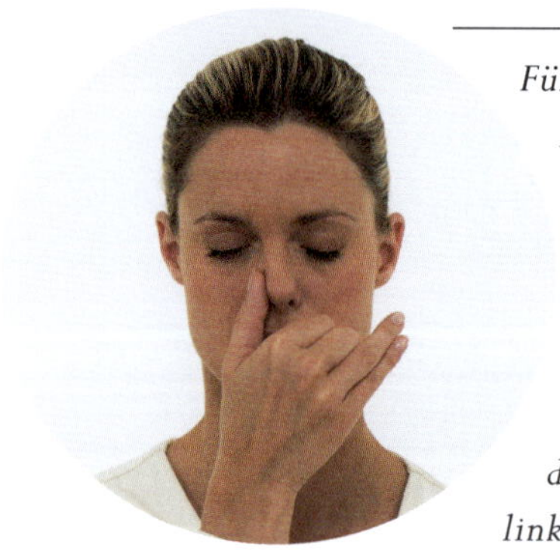

*Für die Handhaltung bei dieser Übung, Vishnu Mudra, beugst du den rechten Mittel- und Zeigefinger hin zum Handteller. Halte die Hand hoch, mit dem Handteller vor dem Gesicht. Du verwendest jetzt abwechselnd den Daumen zum Schließen des rechten, und den Ringfinger und kleinen Finger zum Schließen des linken Nasenlochs. Lege den Handrücken der linken Hand auf das linke Knie.*

*Wenn die Nadis voller Unreinheiten sind, gelangt der Atem nicht in den zentralen Nadi* Sushumna *und du wirst keinen höheren Bewusstseinsstand erreichen. Nur wenn alle Nadis, die jetzt noch voller Unreinheiten sind, gereinigt werden, kannst du erfolgreich* Pranamayama *üben (Kontrolle des Prana).*

*Hatha Yoga Pradipika*, 2.4–6

## *Wechselnde Nasenlochatmung*

1 *Nimm eine bequeme Meditationshaltung ein, am besten mit gekreuzten Beinen. Halte den Rücken gerade. Hebe die rechte Hand in Vishnu Mudra (siehe Abbildung gegenüber) und schließe mit dem Daumen das rechte Nasenloch. Atme 4 Sekunden lang durch das linke Nasenloch.*

2 *Schließe auch das linke Nasenloch mit dem kleinen- und Ringfinger der rechten Hand und versuche, deinen Atem ohne Anspannung 16 Sekunden lang anzuhalten.*

3 *Nimm den Daumen vom rechten Nasenloch, aber halte das linke Nasenloch mit Ringfinger und kleinem Finger weiter geschlossen. Atme 8 Sekunden durch das rechte Nasenloch aus.*

4 *Halte das linke Nasenloch weiterhin geschlossen und atme 4 Sekunden lang durch dein rechtes Nasenloch ein.*

5 *Schließe auch wieder das rechte Nasenloch (beide Nasenlöcher sind jetzt geschlossen) und versuche, den Atem 16 Sekunden lang anzuhalten.*

6 *Nimm die Finger vom linken Nasenloch (das rechte Nasenloch bleibt geschlossen). Atme 8 Sekunden lang aus. Hiermit ist ein Durchgang der abwechselnden Nasenlochatmung beendet.*

7 *Diese Übung bis zu zehnmal täglich wiederholen, am besten vor einer anderen Meditation.*

### *Einfachere Version*

*Wenn es dir schwer fällt, den Atem 16 Sekunden lang anzuhalten, dann verkürze die Zeiten, aber halte dich dabei an ein Verhältnis von 1:4:2. Wenn du dich daran gewöhnt hast, verlängere die Zeiten allmählich im gleichen Verhältnis. Beeile dich nicht und spanne dich nicht an, wenn du den Atem anhältst.*

# DIE ERWECKUNG DER KUNDALINI-ENERGIE

Das höchste Ziel der Chakra-Meditation erreicht man nur durch lange Arbeit und die Beherrschung der Meditationstechniken (am besten unter Anleitung eines Lehrers). Es besteht darin, das unendliche spirituelle Energiepotenzial, das in uns allen schläft, nacheinander durch alle Chakren zu leiten, bis es das höchste oder Kronenchakra erreicht. Wenn das gelingt, erlebst du die absolute Glückseligkeit. Diese riesige Quelle potentieller Energie, Kundalini, wird als schlafende Göttin dargestellt, die in Form einer

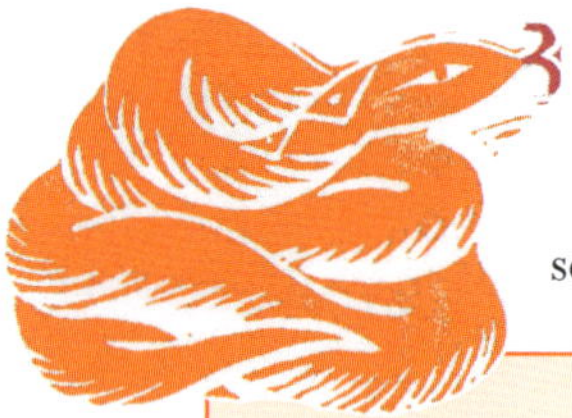

## Die Erfahrung mit Kundalini

- *Prickeln in der Wirbelsäule, im Unterleib, Hals und Kopf.*
- *Gefühl einer Schlange, die sich die Wirbelsäule hinaufwindet.*
- *Heiße und / oder eiskalte Strömungen, die sich an der Wirbelsäule auf und ab bewegen.*
- *Vibrationen und Gefühle der Unruhe in Armen, Händen, Beinen und Füßen.*
- *Erhöhte Puls- und Atemfrequenz.*
- *Überempfindlichkeit bei Geräuschen, Licht und Gerüchen.*
- *„Sehen" nicht-physischen Lichts und „Hören" von* Anahata *(jenseitigen) Geräuschen.*
- *Verlangen nach Einsamkeit.*
- *Leichte Schmerzen, die sich durch den Körper bewegen, nicht aber in Gelenken und Muskeln.*
- *Steifer Hals, manchmal mit Kopfschmerzen.*
- *Schlaflosigkeit*
- *Abwechselnd Perioden intensiver und weniger intensiver Freude / Glückseligkeit.*

*„Die Kundalini wird als zusammengerollt, wie eine Schlange, beschrieben. Derjenige erlangt auf jeden Fall Befreiung, der* Shakti *(Energie) vom Muladhara-Chakra nach oben fließen lässt."*
*Hatha Yoga Pradipika*, 3.108

Schlange aufgerollt am unteren Ende der Wirbelsäule liegt. Der Name der Göttin stammt aus Sanskrit *Kundala* (aufgerollt) und deutet auf das riesige Energiepotenzial in einer Spirale. Die Freisetzung dieser aufgerollten Energie lässt sich mit dem Öffnen der Schleusenstore in einem Staudamm vergleichen, keine geringe Aufgabe also. Wenn du jedoch regelmäßig Chakra-Meditation praktizierst, werden deine Nadis von Energieblockaden befreit und sind damit stark genug, diese schwere Belastung zu ertragen. Dein Energiekörper wird von drei Energieblockaden geschützt, die als *Granthi* oder Knoten bekannt sind. Sie verhindern einen zu großen Energiefluss, bis du darauf ausreichend vorbereitet bist (siehe Übersicht unten).

Fließt eine derartige konzentrierte Energie durch die Nadis, so erzeugt dies ein erhöhtes sensuelles, intellektuelles und spirituelles Bewusstsein (häufig vorkommende Anzeichen werden unten aufgeführt). Obwohl die Übungen in diesem Buch wahrscheinlich keine unangenehmen Erfahrungen verursachen, solltest du einen erfahrenen Lehrer für Yoga oder Meditation aufsuchen, wenn du über bestimmte Gefühle oder Erfahrungen beunruhigt bist.

## Schützende Knoten

*In der „Anatomie" deines Astralkörpers finden sich 3 schützende „Knoten" in drei verschiedenen Chakren, die dich vor einer vorzeitigen oder überstarken Freisetzung der Kundalini-Energie entlang der Sushumna Nadi schützen. Jeder der Knoten oder* Granthi *öffnet sich nur dann zum Aufsteigen von Energie, wenn die Prana-Hülle deines Astralkörpers darauf vorbereitet ist, diesen Energiefluss durchzulassen und wenn die Nadis, an denen er vorbeifließt, klar und gesund sind.*

- Brahma granthi *im Wurzelchakra bleibt so lange verschlossen, bis du die Abhängigkeit von Stabilität, Untätigkeit und Identifikation mit dem physischen Körper überwunden hast.*
- Vishnu granthi *im Herzchakra bleibt so lange verschlossen, bis du die Abhängigkeit von Handeln, Ehrgeiz und Leidenschaft überwunden hast und du denen verziehen hast, die dir Unrecht zugefügt haben.*
- Rudra granthi *im Augenbrauenchakra bleibt so lange verschlossen, bis du deine Abhängigkeit von deinem Intellekt und deinem eigenen Selbstbild überwunden hast.*

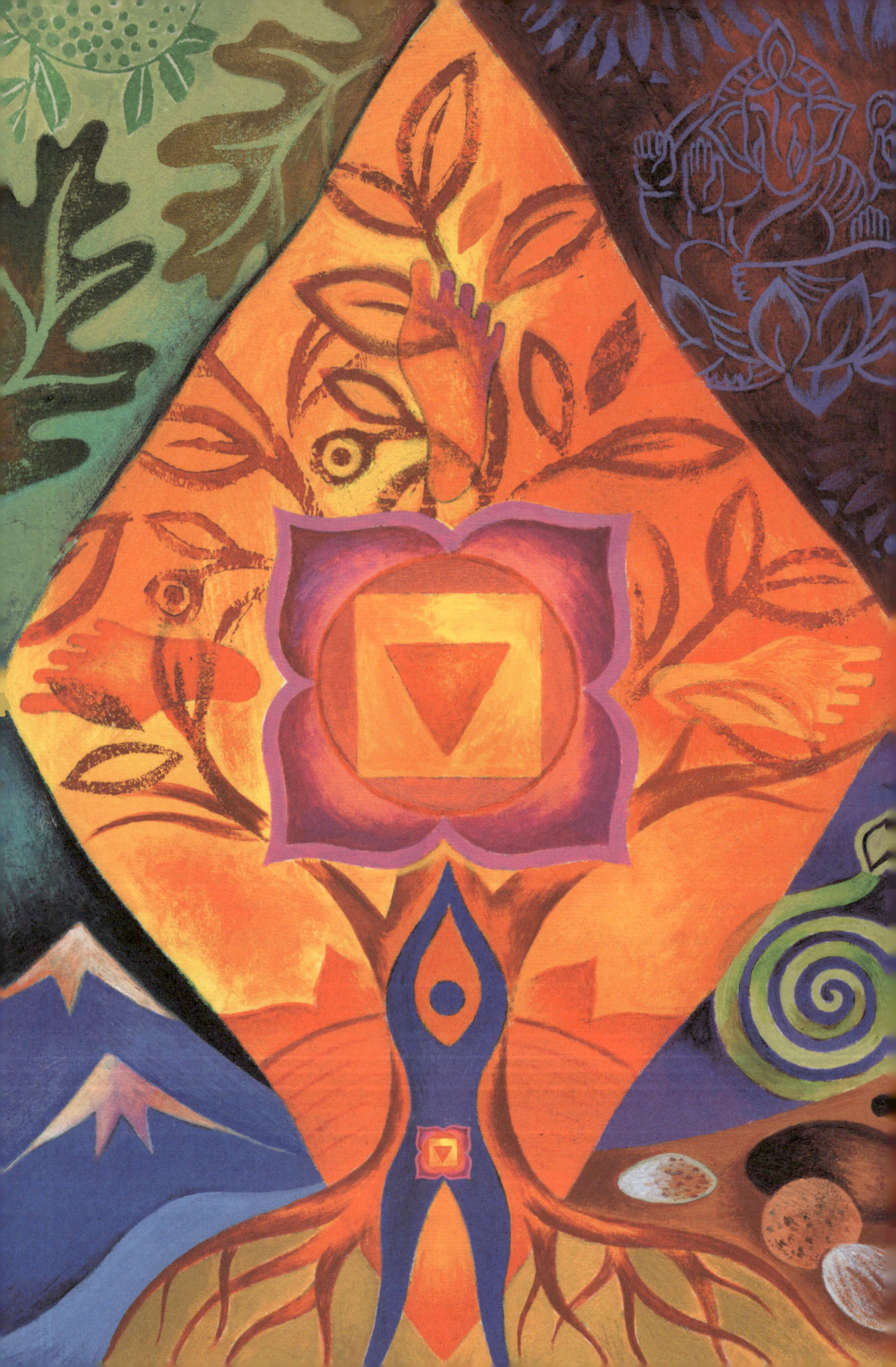

Kapitel 1

# MULADHARA-CHAKRA

## Unterstützung aus den Wurzeln

*Das Muladhara-Chakra – auch als Wurzelchakra bekannt – befindet sich tief unten an der Wirbelsäule. Dieses Chakra ist die Basis deiner Energie (das Sanskritwort* Muladhara *lässt sich als „basale Unterstützung" übersetzen). Es hilft dir, deinen Weg im Leben zu finden, auf eigenen Beinen zu stehen, Wurzeln zu schlagen und dich selbst physisch und spirituell zu ernähren. Das Muladhara-Chakra verbindet dich mit dem Vehikel, das dich durch das Leben trägt: deinem Körper. Die Reinigung und Ausbalancierung der Muladhara-Energie hilft dir, dich fest im Leben zu verwurzeln und eine aufrechte Haltung sowie geistige Stabilität zu entwickeln. Wenn du auf diese Weise mit deinen physischen Bedürfnissen in Verbindung stehst, kannst du deine innere Welt jeden Tag weiterentwickeln und kreative und spirituelle Ideen verwirklichen.*

# DEIN MULADHARA-CHAKRA

Das Wurzelchakra ist mit der Materie in ihrer dichtesten Form verbunden, man assoziiert es mit dem stabilsten Element: der Erde. Die potentielle spirituelle Energie oder *Kundalini* dieses Chakras ist unbegrenzt, sie ruht jedoch im Zustand des Schlafens und wird von dem ersten der drei psychischen Knoten *Brahma Granthi* (siehe Seite 33) fixiert. Dieser Knoten haftet die Kundalini an die niedrigen Chakren, indem er ein intensives Bedürfnis nach Schutz und Sicherheit erzeugt. Wenn du einmal stark genug bist, um höhere Bewusstseinsebenen zu erleben, löst sich dieser Knoten und das Prana kann an deinen Chakren entlang aufsteigen. Wenn das Wurzelchakra in Balance ist, fließt Energie in zwei Richtungen. Dieses Chakra schickt die Energie wie ein Blitzableiter nach unten, zieht aber im gleichen Moment Energie aus der Erde an. Dadurch fühlst du dich geschützt und sicher. Das Leben ist stabil, und voller aktiver, positiver Energie. Geduld und Gemeinschaftssinn bringen dir Beziehungen, die dein Leben bereichern.

Ist der Energiefluss des Muladhara-Chakras jedoch blockiert, so fühlst du dich niemals irgendwo zugehörig. Du bist desorientiert und unentschlossen, spürst keine Verbindung mit anderen, hast finanzielle, berufliche und persönliche Probleme und bist immer müde. Eine übermäßige existentielle Besorgtheit und das Bedürfnis nach Sicherheit führen zu Workaholic-Verhalten und zu Schwierigkeiten, Verbindung zur spirituellen Seite des Lebens herzustellen. Angst, Vorurteile, blinder Glauben, Hass, Intoleranz, Ungeduld und Habgier sind andere mögliche negative Attribute einer blockierten Muladhara-Energie.

Wenn du ein derartiges Ungleichgewicht in deiner Muladhara-Energie erlebst, könnte es dir helfen, nach einem Jugendtrauma zu suchen und dich damit auseinanderzusetzen. Vielleicht wurdest du nicht so gefördert, wie du es gebraucht hättest oder hattest du schon immer das Gefühl, nicht zu deiner Familie oder Gemeinschaft zu passen. Vielleicht fühlst du dich verlassen, weil

**BEDEUTUNG DES CHAKRAS:** *Wurzelunterstützung* **ELEMENT:** *Erde*
**KLANGSCHWINGUNG:** *LAM* **SINNLICHE ASSOZIATION:** *Geruch*

du adoptiert wurdest, im jungem Alter einen Elternteil verloren hast oder die Scheidung deiner Eltern miterleben musstest. Diese frühen Traumata können zu späteren Problemen bei Beziehungen oder im Beruf führen.

Im physischen Körper regiert dieses Chakra das Immunsystem, das Skelett und den tieferliegenden Verdauungstrakt. Ein Ungleichgewicht der Energie kann sich als chronische Ermüdung, Darmbeschwerden, Arthritis, Beschwerden an Füßen, Knien, oder Beinen, schlechter Gleichgewichtssinn, Schmerzen im unteren Rücken oder als Ischias manifestieren.

Auf emotionalem Gebiet wird dieser Mangel an Verwurzelung manchmal durch ein rigides Verhalten kompensiert das jegliche Alternativen ablehnt. Auch bei zu starker Verwurzelung wird jede Veränderung als schwierig empfunden, was zu einem starken Kontrollbedürfnis, mangelnder Vorstellungskraft oder Initiativlosigkeit führen kann. Wenn du an diesem Chakra arbeitest, hilft dir das Wurzeln zu schlagen, mehr Energie zu bekommen, dich wohl zu fühlen und deine innere Kraft zu stärken. Die Gesundheit deines Wurzelchakras ist das Fundament, auf dem alle anderen Chakren ruhen.

## Die Arbeit mit der Muladhara-Energie

**Bei den Meditationen in diesem Kapitel solltest du dir die folgenden Fragen stellen. Sie helfen dir zu erkennen, wie du deine Muladhara-Energie blockierst und zeigen dir, wie du das Gleich gewicht wiederherstellen kannst.**

*Sollte ich mich neu mit meinem Körper verbinden? Wie könnte ich das tun?*

- *Sind meine Essgewohnheiten unregelmäßig? Wie könnte ich sie verbessern?*
- *Gelingt es mir, gesunde und stabile Beziehungen aufzubauen? Wenn nicht, warum nicht?*
- *Habe ich ungesunde Beziehungen, die ich beenden sollte?*
- *Genieße ich das Geben und Nehmen, und sehe ich das Leben als einen gesunden Austausch von Energie?*
- *Erlaube ich es mir, dass ich in nutzlosen Gedanken und Handeln stecken bleibe?*
- *Wie kann ich entschlossener werden, auch wenn ich „weiche Knie" habe?*
- *Bin ich darauf vorbereitet, positive Veränderungen zu begrüßen? Wenn nicht, wie könnte ich mich besser darauf vorbereiten?*

*Meditation über ein Yantra:*

# EINSTIMMEN IN DEIN WURZELCHAKRA

Tägliche Meditation über das Bild oder *Yantra* des Wurzelchakras und das gleichzeitige Rezitieren seines *Bija (Samen)*-Mantras bringen Körper und Geist wieder ins Gleichgewicht, indem sie die visuelle (rechte) und verbale (Linke) Hemisphäre deines Gehirns miteinander verbinden. Nach einigen Tagen Übung kannst du versuchen, die Manipura-Energie in deiner Wirbelsäule zu fühlen (siehe unten rechts).

## *Yantra-Meditation*

1 *Lege ein sauberes Tuch auf einen niedrigen Tisch und stelle die Chakra-Illustration in die Mitte, etwas unter Augenhöhe in Sitzstellung. Entzünde eine Kerze und Muladhara-Weihrauch (siehe Seite 47).*

2 *Setze dich bequem hin, vorzugsweise mit gekreuzten Beinen, und halte den Rücken gerade (siehe Seite 16). Nimm 10 bis 20 tiefe Atemzüge und lass deinen Atem zur Ruhe kommen*

3 *Betrachte die vier purpurroten Blütenblätter des Yantras mit halb geschlossenen Augen. Beginne mit dem oberen rechten Blütenblatt und lasse deinen Blick langsam im Uhrzeigersinn kreisen.*

4 *Nach einigen Umläufen richte deinen Blick auf das gelbe Quadrat, das Symbol der Erdenergie. Bewege deinen Blick im Uhrzeigersinn über seine Ecken, die die vier Ecken der Erde und die vier Himmelsrichtungen symbolisieren.*

5 *Jetzt richte deinen Blick auf den schwarzen Elefanten, das Symbol der Kraft, der Verwurzelung und deiner fundamentalen Überlebensbedürfnisse. Er ist mit der Hindugottheit Ganesha verbunden, die Hindernisse beseitigt und dieses Chakra bewacht.*

6 *Richte deine Aufmerksamkeit auf die Sanskritbuchstaben. Man spricht sie aus als* LAM, *das Mantra des Elements Erde. Sprich dies lautlos nach, während du ihre Form betrachtest.*

7 *Betrachte das nach unten gerichtete Dreieck im Mittelpunkt des Vierecks. Es symbolisiert die nach unten gerichtete Natur der Muladhara-Energie. Seine Spitzen stellen die Anfänge deiner drei wichtigsten Nadi-Energiekanäle dar.*

8 *Zum Schluss richte deinen Blick auf die zusammengerollte Schlange, die die unbegrenzte potentielle Energie in diesem Chakra darstellt. Nach etwa 20 Minuten Meditation öffne die Augen.Wiederhole diese Meditation täglich.*

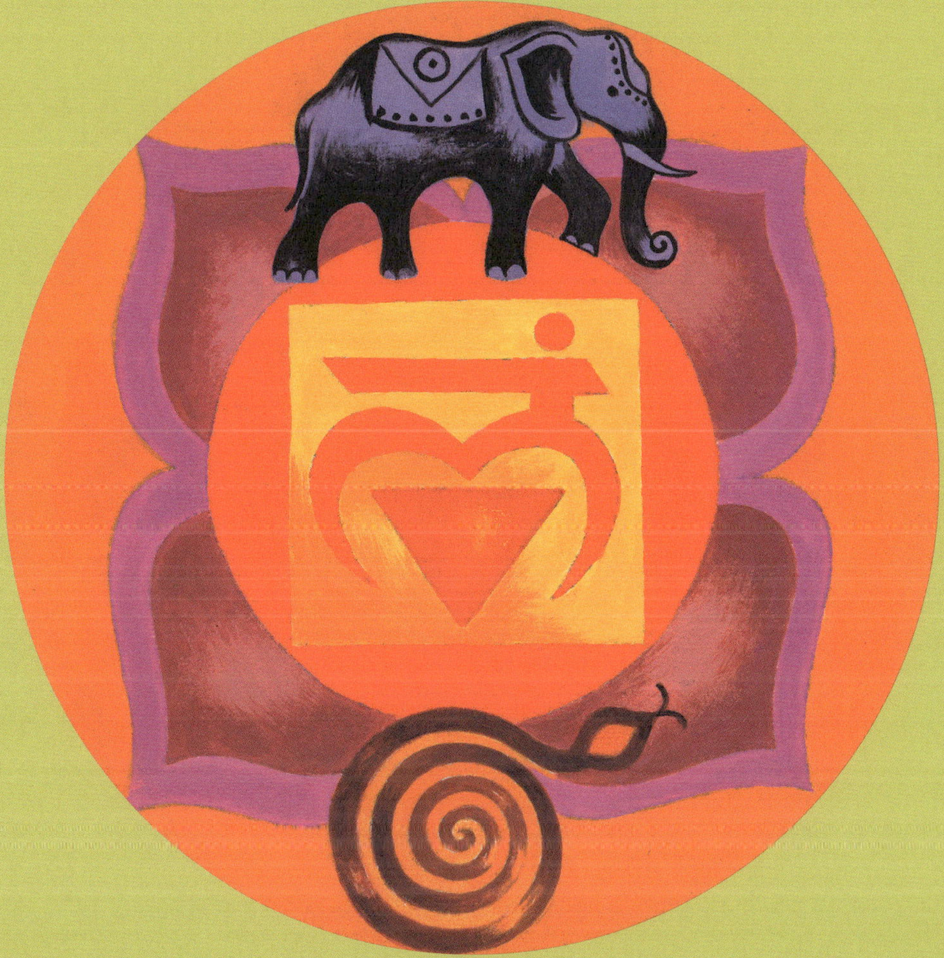

***Für Fortgeschrittene***

*Wenn dir das Yantra so vertraut ist, dass du es dir auch ohne Abbildung vorstellen kannst, dann setze dich mit geradem Rücken in eine meditative Haltung, schließe die Augen und konzentriere dich auf die Unterseite deiner Wirbelsäule. Visualisiere das obenstehende Yantra als ein Muster voller Energie. Fühle, wie es Energie ausstrahlt und höre das Mantra LAM. Setze die Meditation mindestens 30 Minuten lang fort.*

## *Meditation über die Elemente:*
# DAS ELEMENT ERDE

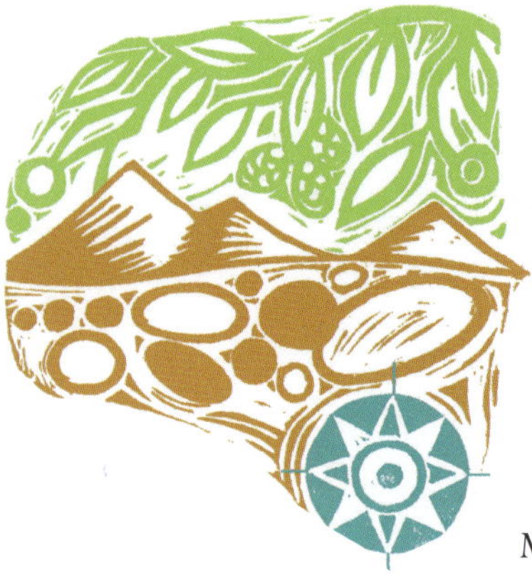

Die Erde, das Element das wir mit dem Muladhara-Chakra verbinden, repräsentiert nicht nur die Felsen und die Erde unseres Planeten, sondern alle feste Materie. In der Yoga-Tradition reibt man sich *Vibhuti* (heilige Asche) auf die Stirn, um daran zu erinnern, dass der Körper sich wieder in dieses Element zurückverwandeln wird. Aber auch Worte im Gebetbuch der anglikanischen Kirche (*Book of Common Prayer*) bringen diesen Vorgang zum Ausdruck: „Erde zu Erde, Asche zu Asche, Staub zu Staub". Die Meditation über das Element Erde erhöht den Sinn für Stille, Stabilität und Verwurzelung. Das Gefühl einer tiefen Verbundenheit schafft ein solides Fundament für deine spirituelle Arbeit und die nebenstehende Meditation hilft dir dabei.

Vor Beginn der Übung solltest du Gegenstände auf deinen Hausaltar legen, die dich mit der Erde verbinden: etwas Erde aus heiligen Ländern, Steine, Tannenzapfen und Samen, einen Magneten, einen Kompass oder sogar interessante Metalle. In der tibetischen Tradition hält man während der Meditation ein Metallobjekt in der Hand, das *Vayra* oder Donnerkeil genannt wird. Es symbolisiert die zur Erde leitenden Eigenschaften eines Blitzableiters.

Als Teil der abgebildeten Meditation wiederhole Bestätigungen, die negative Denkmuster in positive umsetzen sollen. Du kannst die vorgeschlagenen Bestätigungen verwenden, wenn sich für dich eignen, aber du kannst sie auch durch eigene ersetzen.

*„Visualisiere die Quintessenz der Erde. Ihr Symbol ist ein gelbes Viereck mit dem Mantra* LAM *als geheimer Samen. Nimm das Bild der vierblättrigen Lotusblüte in deinem Herzen auf und beherrsche dein Prana und deinen Geist zweieinhalb Stunden lang. Mit dieser Meditation erobert man das Element Erde, keine festen Objekte können den Übenden noch verletzen, sie bringt Stabilität."*

*Gheranda Samhita*, 3.70

## *Erdmeditation*

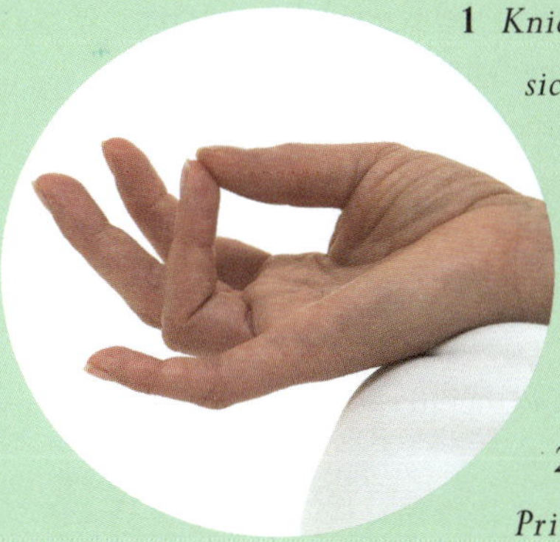

**1** *Knie vor deinem Altar, Knie und Füße berühren sich, dein Gesäß ruht auf deinen Fersen, die Handflächen auf den Oberschenkeln (siehe unten). Wenn du willst, kannst du auch mit gekreuzten Beinen sitzen oder auf einem Stuhl mit den nackten Füßen flach auf dem Boden.*

**2** *Jetzt lege die Handrücken in der Haltung Prithivi (Erde) auf Knie oder Oberschenkel, wobei die Spitzen deiner Ringfinger die Daumen berühren. Entspanne die anderen Finger (siehe links).*

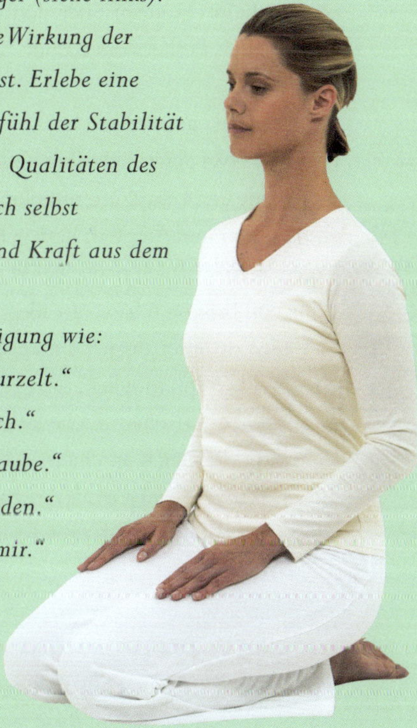

**3** *Schließe die Augen und mache dir die Wirkung der Schwerkraft auf deinen Körper bewusst. Erlebe eine angenehme Schwere, die zu einem Gefühl der Stabilität und Stille wird. Dann denke über die Qualitäten des Elements Erde nach. Fühle wie du dich selbst verwurzelst, während du Stabilität und Kraft aus dem Boden unter deinen Füßen ziehst.*

**4** *Wiederhole im Geist eine Bestätigung wie:*

*„Mein Leben ist stark und verwurzelt."*
*„Meine Geduld ist unendlich."*
*„Ich stehe zu dem, woran ich glaube."*
*„Meine Füße stehen fest auf dem Boden."*
*„Der Pfad meines Lebens enthüllt sich mir."*
*„Ich bin genau dort, wo ich sein soll."*
*„Die Energie der Erde ernährt mich."*

**5** *Mindestens 30 Minuten üben, dann strecke deine Beine.*

## *Chakren und Gefühle:*
# ANGST ÜBERWINDEN

Wenn deine Muladhara-Energie nicht gleichmäßig fließt, wird dein innerer Frieden von Verlust-Gedanken gestört, die deine Vitalität untergraben und deine Energiereserven anzapfen. Die Visualisierung hilft dir, Angst zu überwinden. Angst ist auf ein Ungleichgewicht im Wurzelchakra zurückzuführen.

Angst manifestiert sich nicht immer als eine Phobie oder als offensichtliche Ängstlichkeit, Schüchternheit oder Furcht (wie etwa vor öffentlicher Kritik oder Krankheit). Die meisten von uns erleben Angst eher als das Fehlen von Sicherheit und als unbegründete Ruhelosigkeit. Dies kann eine Reaktion auf ein bedrohliches Ereignis sein, aber auch das Ergebnis von Befürchtungen über den Verlust eines Besitzes oder einer Person.

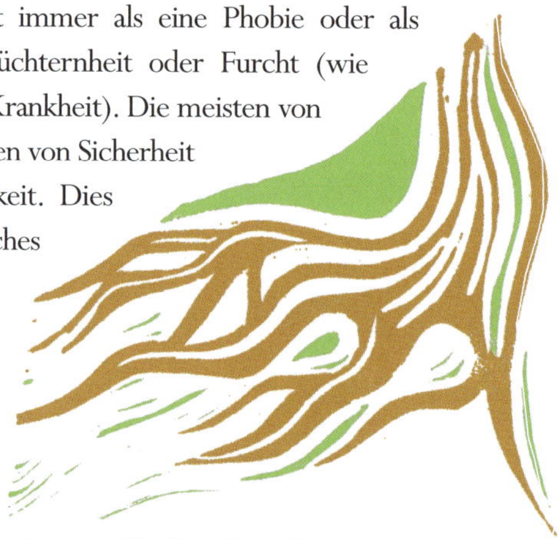

Das Bild eines starken Baumes, wie etwa einer Eiche, bietet den idealen Fokus, um mit deiner inneren Kraft in Kontakt zu kommen und Angst zu besiegen. Dieses Bild hilft dir, in Zeit und Raum Wurzeln zu schlagen und schenkt dir tiefe Ruhe und die Sicherheit, dass du genügend Reserven hast, um alles, was dir widerfährt, zu überstehen.

Die Visualisierung kann man am besten im Freien praktizieren: im Park oder Wald. Wenn möglich, setze dich in die Nähe eines majestätischen Baumes, am besten einer Eiche oder eines Banyan-Baumes. Als Alternative kannst du dich auch an einem ruhigen Ort hinsetzen, und dir die starken, dicken Wurzeln eines massiven Baumes vorstellen. Du kannst sicher sein, dass dieser Baum niemals umfallen wird, wie stark der Wind auch bläst.

*„Der, dessen Geist unbeeindruckt von Not und frei von Bindung, Furcht und Wut ist, wird zu einem Mythos des ruhigen Geistes.“*

*BHAGAVAD GITA*, II.56

## *Visualisierung der Eiche*

1. *Setze dich in einen bequemen Meditationssitz, am besten mit gekreuzten Beinen. Halte den Kopf aufrecht und strecke die Wirbelsäule. Der Rest deines Körpers ist ruhig und entspannt.*
2. *Visualisiere eine Eiche und denke an ihre Qualitäten: Kraft, Dauerhaftigkeit, Stabilität, tiefe Verwurzelung und die Fähigkeit, Nahrung nach oben zu ziehen.*
3. *Um alte Selbstbilder loszulassen und dein neues Selbst hervortreten zu lassen, wiederhole im Geist Bestätigungen wie:*

   *„Ich habe die Kraft, die Wirren des Lebens zu ertragen."*

   *„Ich bin verwurzelt und sicher."*

   *„Ich verkörpere Mut."*

   *„Ich speise mich aus der Welt um mich herum."*
4. *Meditiere mindestens 20 Minuten über diese Gedanken. Bevor du wieder aufstehst, bedanke dich in Gedanken bei dem Baum. Ein einfacher Gedanke der Dankbarkeit vergrößert deine Fähigkeit, dich tief auf die Natur einzustimmen."*

### DIE VISUALISIERUNG VERSTEHEN

*Die spirituelle Praxis wird erleichtert, wenn du Angst und Unsicherheit besiegst. Angst hat aber tiefe Wurzeln und es empfiehlt sich, sie nicht direkt anzugreifen. Je mehr wir kämpfen, umso ängstlicher werden wir oft. Deshalb sollte man nicht zu lange bei Ängsten verweilen, die während der Visualisierung der Eiche auftauchen, sondern versuchen, an ihr Gegenteil zu denken. Die meisten Menschen machen die Erfahrung, dass die positiven Gedanken die negativen überwinden.*

*Wenn du die Qualitäten der Eiche in dich aufnimmst, so achte darauf, dass deine Kraft nicht hart und unflexibel wird. Eichen sind mehr als andere Bäume anfällig dafür, vom Blitz getroffen und gespalten zu werden. Um Härte in Gedanken und Handeln zu verhindern, sollte man auch die Flexibilität kultivieren. Sie ist Mittelpunkt der Meditationen in Kapitel 2 (siehe Seiten 52–67).*

## *Samanu:*
# VISUALISIERUNG DER REINIGUNG

Übe diese Meditation, wenn du das Bedürfnis nach Verwurzelung hast und wenn du deine Nadis reinigen willst (siehe Seite 28-29). Setze dich dazu bequem mit gekreuzten Beinen auf den Boden. Bringe die Spitzen des linken Daumens und Zeigefingers zusammen und lege deine Handfläche auf das linke Knie, wobei die Finger nach unten zeigen (siehe links). Diese Handhaltung (Jnana Mudra) stabilisiert deinen Geist und gibt der Energie eine Basis. Dann hebe die rechte Hand und lege zwei Finger neben den Daumen in deine Handfläche. Dies ist Vishnu Mudra (siehe unten). Jetzt kannst du mit dem rechten Daumen dein rechtes Nasenloch schließen, das linke Nasenloch schließt du mit dem rechten Ringfinger und kleinen Finger.

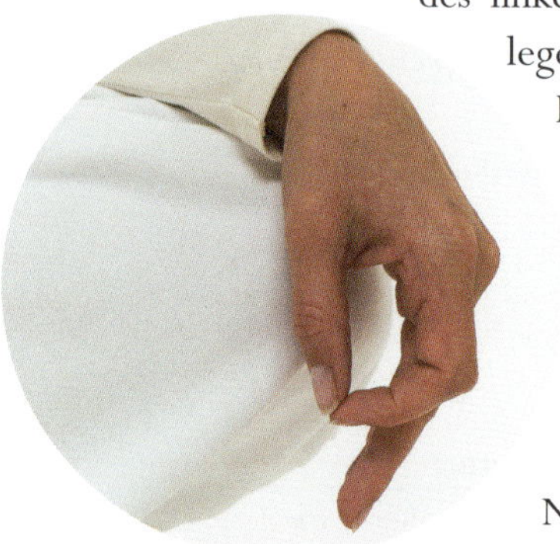

## *Die Reinigung mit dem Luftelement*

1 *Mit der rechten Hand in Vishnu Mudra schließe dein rechtes Nasenloch mit dem rechten Daumen (siehe unten links). Atme durch das linke Nasenloch und sprich dabei im Geist das Mantra der Luft,* YAM, *bis du die Lungen gefüllt hast. Konzentriere dich die ganze Zeit auf dein Herzchakra, das Energiezentrum des Luftelements. Stelle dir Luft oder Wind vor, die durch die Nadis wehen und Unreinheiten beseitigen.*

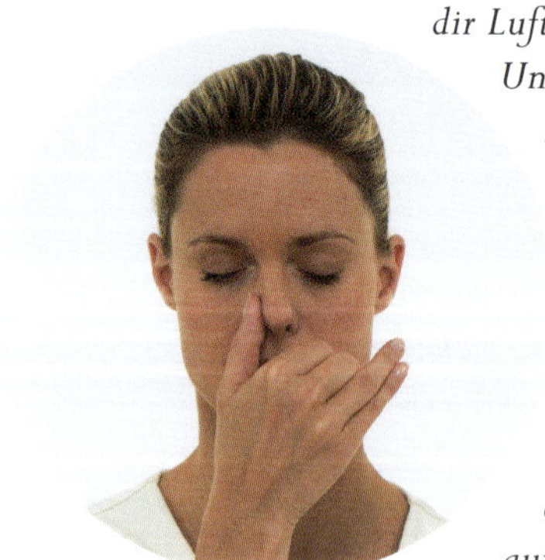

2 *Wenn du eingeatmet hast, drücke beide Nasenlöcher zu, schließe das linke Nasenloch mit dem kleinen Finger und Ringfinger. Halte deinen Atem einige Sekunden zurück und sage* YAM. *Konzentriere dich auf dein Herz.*

3 *Nimm den Daumen vom rechten Nasenloch. Atme sehr langsam durch das rechte Nasenloch aus und wiederhole dabei* YAM, *während du dich auf dein Herzchakra konzentrierst.*

## *Die Reinigung mit dem Feuerelement*

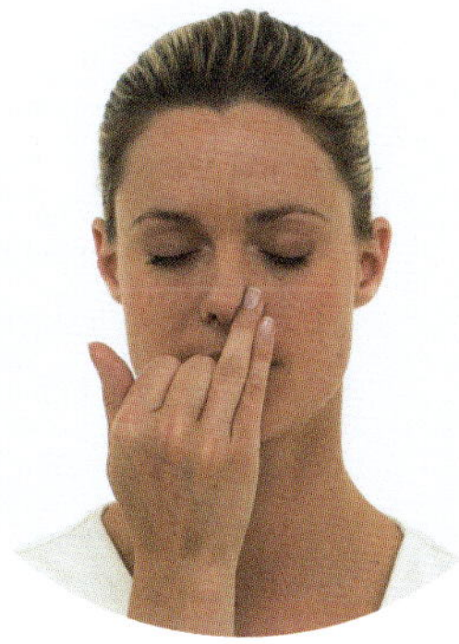

4 *Halte das linke Nasenloch geschlossen und atme durch das rechte ein (siehe rechts), während du im Stillen* RAM *sprichst, das Mantra des Feuers. Richte deine Aufmerksamkeit auf das Solarplexus-Chakra und visualisiere ein Feuer, das Unreinheiten verbrennt.*

5 *Drücke mit dem Daumen beide Nasenlöcher zu und halte den Atem einige Sekunden an, während du im Stillen* RAM *sprichst.*

6 *Lasse das linke Nasenloch los und atme langsam aus, während du im Stillen* RAM *wiederholst. Konzentriere dich weiter auf das Solarplexus-Chakra.*

## *Waschung mit „göttlichem Nektar"*

7 *Atme durch das linke Nasenloch ein, sprich im Stillen* TAM, *das Mondmantra. Konzentriere dich auf das kleinere Chakra über deinem Gaumen und hinter dem inneren Bogen deiner linken Augenbraue (siehe Seite 138).*

8 *Drücke mit Ringfinger und kleinem Finger beide Nasenlöcher zu und halte deinen Atem einige Sekunden lang an, während du* TAM *sagst. Visualisiere Nektar, der alle übriggebliebenen Unreinheiten in deinen Nadis entfernt und sie geschmeidig macht.*

## *Die Erdung mit dem Erde-Element*

9 *Öffne dein rechtes Nasenloch und atme langsam aus. Beim Ausatmen sprich im Geist* LAM, *das Mantra der Erde. Fühle, wie dich der Klang erdet und richte deine Aufmerksamkeit auf das Chakra am unteren Ende deiner Wirbelsäule.*

10 *Lasse beide Nasenlöcher los und bringe die rechte Hand in Jnana Mudra zu deiner linken Hand, dein Handgelenk ruht auf dem rechten Knie. Sitze mindestens 10 Minuten lang still, konzentriere dich auf das Basalchakra und wiederhole das Mantra* LAM. *Fühle dich sicher und mit der Erde verbunden.*

## *Übungen zur Arbeit mit der* MULADHARA-ENERGIE

Diese Tools entstammen Heiltherapien und erhöhen die Wirkung der Muladhara-Chakra-Meditation. Experimentiere mit ihnen, um zu sehen, welche am besten zu dir passen. Wenn du schwanger bist oder medizinische Probleme hast, frage deinen Arzt bevor du ätherischen Öle verwendest.

### *Blütenessenzen*

Bringe vier Tropfen unter die Zunge (oder tröpfle sie in Wasser), bevor du meditierst.

- **Buche** hilft dir beim Ablegen von Intoleranz.
- **Clematis** festigt dich in der Gegenwart.
- **Weiderich** hilft dir, begrabene Emotionen und alte Ängste zu besiegen.
- **Felswasser** löst einen rigiden Geist.
- **Kirschpflaume** hilft dir, Dinge loszulassen.
- **Flughafer** unterstützt dich, wenn du dich unsicher fühlst.

### *Ätherische Öle*

Für ein Bad vor der Meditation mische 3 bis 5 Tropfen ätherisches Öl in einen Teelöffel Jojoba, Süßmandel oder Oliven-Trägeröl und gib diese Mischung zum einlaufenden Badewasser. Als Alternative kannst du auch folgende Öle benutzen.

- **Patschulie** ruft Gefühle von Wärme, Sicherheit und Erdung hervor.
- **Sandelholz** hilft dir, wenn du festgefahren bist.
- **Vetivergras** hilft dir, deine Chancen zu nutzen und Entscheidungen zu treffen, die dein Leben verändern können.
- **Ingwer** hilft dir, Wurzeln zu schlagen, beseitigt Apathie.
- **Thymian** unterstützt dein Immunsystem: Mische für Badeöl zwei Tropfen Thymianöl und fünf Tropfen Lavendelöl in einen Teelöffel Olivenöl (verwende dabei Thymus vulgaris).

---

*„Um gesund zu sein, braucht man Himmel und Erde."*
CHINESISCHES SPRICHWORT

- **Basilikum** verringert Nervosität, Stresssymptome, Verlust des Geruchssinnes und extreme geistige Müdigkeit (nie direkt auf der Haut anbringen!).
- **Muskatellersalbei** hilft gegen Erschöpfung, wenn du dich fragst, ob du noch weitermachen kannst, hilft auch gegen Depressionen. *(Kann Schläfrigkeit verursachen, Alkohol vermeiden).*

## *Kristalle, Edelsteine und Steine*

Edelsteine können als Energieverstärker wirken, wenn sie mit deinen Chakren in Kontakt kommen. Trage sie als Schmuck, lege sie unten an deine Wirbelsäule oder halte sie einfach vor der Meditation in der Hand.

- **Hämatit** bietet Widerstand gegen Stress, wirkt als Schutzschild.
- **Rauchquarz** bringt den Fokus ins Hier und Jetzt, löst emotionale Blockaden.
- **Beryll** hilft, Ängste und die Vergangenheit loszulassen.
- **Schwarzer Turmalin** schützt, beruhigt und vertreibt Ängste.
- **Granat** bekämpft Illusionen, wirkt gegen Depressionen und Unsicherheit.

## *Räucherwaren*

- **Zeder, Salbei und Patschuli** verstärken die Wirkung vieler Meditationen in diesem Kapitel. Räucherwaren sind besonders geeignet, weil die Muladhara-Chakren mit dem Geruchssinn verbunden sind.

## *Gemüse zur Erdung*

Iss nur organische Lebensmittel (im Boden gewachsene), damit du dich nicht „abwesend" fühlst. Aber nicht zu viel, denn zu viel Muladhara führt zu Trägheit. Geeignete Gemüsearten sind unter anderem:

- **Gemüse zum Wurzeln schlagen:** rote Beete, Klette, Möhren, Pastinaken, Kartoffeln, Süßkartoffeln, Rüben, Jamswurzeln.
- **Proteinhaltiges Gemüse:** Bohnen, Hülsenfrüchte, Milchprodukte, Nüsse, Nussbutter, Tofu und Soya-Produkte.
- **Samen:** Kürbiskerne, Pinienkerne, Sesam- und Sonnenblumensamen, sowie die daraus gewonnenen Öle.

## *YOGA ASANAS FÜR MULADHARA-ENERGIE*

Übe die hier abgebildeten Haltungen ergänzend zu deinen regulären Übungen. Sie helfen dir, die Energie der Erde aufzunehmen. Dazu gehören unter anderen *Tadasana* (Bergsitz), *Vatayanasana* (Pferdesitz), und *Bhaddakonasana* (Schustersitz). Die Tänze der Indianer, *Haka* (Tanz der Maori), Spazieren, Joggen und Kniebeugen verstärken die Energie des Wurzelchakras.

### MULABANDHA

*Setze dich mit gekreuzten Beinen hin, spanne die Analmuskulatur an und ziehe das Steißbein nach innen und nach oben. Stelle dir vor, dass du Prana (Energie) kraftvoll nach oben stößt. Wenn das gut geht, übe dies auch während Yogahaltungen, Atemübungen und Meditation.*

### *Ardho-mukha-shwanasana:* herabschauender Hund

1 *Beginne auf allen Vieren, die Hände unter den Schultern und die Knie direkt unter den Hüften auf dem Boden.*

2 *Spanne die Zehen an und strecke dabei langsam die Knie, damit die Hüften nach oben gedrückt werden. Drücke die Wadenmuskeln nach unten, so dass die Fersen so nahe wie möglich den Boden erreichen. Wenn du den Boden mit den Fersen leicht berühren kannst, mache einen Schritt nach hinten. Bleibe mindestens 1 Minute in dieser Haltung.*

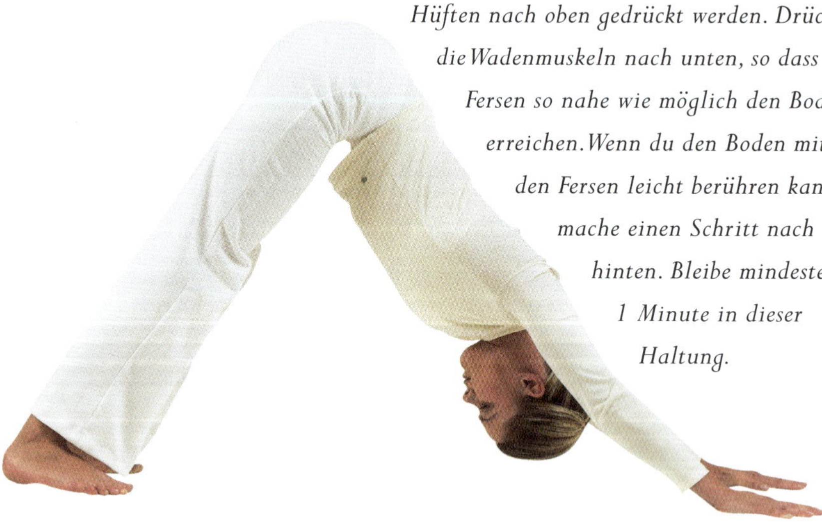

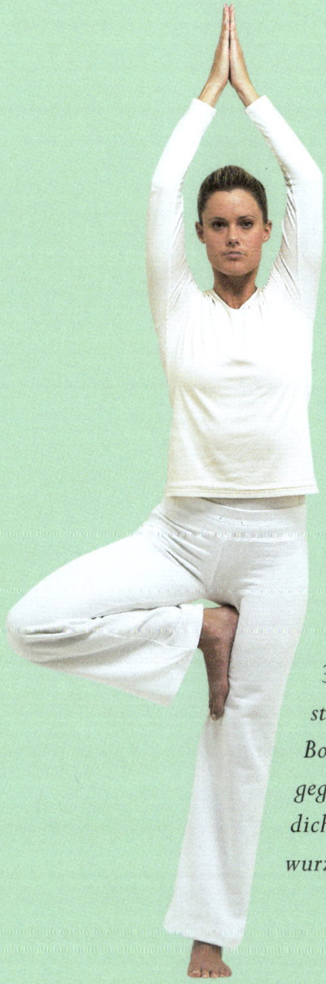

## *Vrikshasana:* Baumpose

1 *Du stehst aufrecht, die Füße zusammen und die Arme an den Seiten. Verteile dein Körpergewicht gleichmäßig auf beide Füße. Beuge das rechte Knie und stelle die Sohle des rechten Fußes an die Innenseite des Oberschenkels (oder niedriger, wenn du weniger beweglich bist). Halte den linken Fuß gerade und ruhig und bringe deine Handflächen vor der Brust zusammen. Fixiere den Blick auf eine Stelle auf dem Boden, ungefähr einen Meter vor dir.*

2 *Strecke langsam die Arme und hebe sie über den Kopf, Handflächen zusammen.*

3 *Bleibe in dieser Position 30-60 Sekunden stehen, stelle dir vor, dass dein linker Fuß im Boden Wurzeln schlägt. Wehre dich nicht gegen die Schwerkraft, sie soll dir helfen, dich fest zu verwurzeln.*

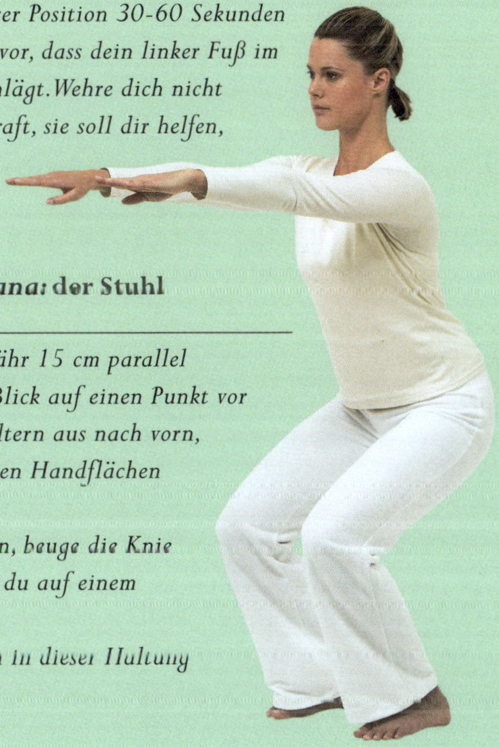

## *Uthatasana:* der Stuhl

1 *Du stehst aufrecht, die Füße ungefähr 15 cm parallel voneinander entfernt. Fixiere den Blick auf einen Punkt vor dir. Strecke die Arme von den Schultern aus nach vorn, halte sie parallel zum Boden mit den Handflächen nach unten.*

2 *Verankere die Fersen auf dem Boden, beuge die Knie und ziehe dein Gesäß straff, als ob du auf einem unsichtbaren Stuhl sitzt.*

3 *Bleibe mindestens 30-60 Sekunden in dieser Haltung stehen.*

## *Kleinere Chakren:*

# ERWECKUNG DER FÜSSE

In den Fußgewölben befindet sich ein kleines Chakra, das mit dem Muladhara-Chakra verbunden ist. Das Plantar-Chakra besteht aus wichtigen Kontaktstellen, die das Prana zwischen deinem Energiesystem und der Erde vermitteln. Ist es richtig eingestellt, so hilft es dir, deine Ideen und Pläne in Wirklichkeit umzusetzen.

Ein ungleichgewichtiges Planta-Chakra führt zu Entwurzelung und Ungleichgewichtigkeit, Abwesenheit und emotionaler Abstumpfung. Ungeschicklichkeit oder Neigung zu Unfällen sind andere Indikatoren, dass die Plantar-Chakren nicht optimal funktionieren. Die Erweckung des Plantar-Chakras ist außerdem sehr nützlich bei der Neigung zu übermäßigem Grübeln.

Zur Wiederherstellung des Energiegleichgewichts im Plantar-Chakra kann man die Fußgewölbe-Reflexzonen massieren lassen oder mit nackten Füßen im Gras spazieren gehen. Auch die Gehmeditation auf der gegenüberliegenden Seite ist empfehlenswert. Du kannst in einer geraden Linie oder im Kreis gehen, aber gehe bewusst mit jedem Schritt über den Boden. Denke dabei an die Erde, das Element des Wurzelchakras.

### VARIATIONEN ZU DIESER ÜBUNG

Takefumi, *die japanische Übung, bei der man mit nackten Füßen über Bambus geht, war früher Teil der Ausbildung von Samurai-Kriegern. Durch diese Übung sollten Sie Ihre Kraft und Stabilität verbessern. Du kannst diese Übung auch machen und dazu hintereinander gelegte PVC-Rohre verwenden. Wenn du einen Kiesweg hast, so versuche die chinesische Kunst des Gehens über Steine: Gehe jeden Morgen lang 30 Minuten lang barfuß über die Kieselsteine.*

*„So wie ein einzelner Schritt noch keinen Weg auf der Erde bildet, so bildet ein einzelner Gedanke noch keinen Weg im Geist. Um einen Weg zu bilden, müssen wir ihn immer wieder gehen. Um einen tiefen Weg im Geist zu bilden, müssen wir die Gedanken, die unser Leben führen sollen, immer wieder und wieder denken.“*

HENRY DAVID THOREAU, *WALDEN*

## *Gehmeditation*

1 *Suche dir einen friedlichen Ort im Freien und stelle dich barfuß auf den Boden. Wenn du zusammen mit anderen gehst, so haltet während der gesamten Meditation eine Armlänge Abstand voneinander.*

2 *Um dich zu erden, stelle die Füße parallel in Hüftabstand zueinander und verteile dein Körpergewicht gleichmäßig über beide Füße.*

3 *Halte die Augen halb geöffnet und fixiere einen Punkt in ungefähr einem halben Meter Entfernung vor deinen Füßen. Lege die linke Hand in Höhe des Handgelenks auf die rechte Hand, wobei die Handflächen nach oben zeigen, damit sie inspirierende Energie auffangen können. Atme einige Male tief ein und aus.*

4 *Mache mit dem rechten Fuß einen Schritt von ungefähr 15 cm nach vorne. Warte einen Moment, um dich selbst zu erden, dann wiederholst du den Schritt mit dem linken Fuß. Erde dich erneut (siehe Schritt 2), dann bewege den rechten Fuß wieder nach vorne, so dass ein Rhythmus entsteht. Konzentriere dich auf jeden Schritt.*

5 *Bringe deine Schritte in Einklang mit deinem Atem. Wenn du den Fuß anhebst, atmest du ein, wenn du ihn auf den Boden stellst, atmest du wieder aus. So entsteht ein natürlicher Rhythmus.*

6 *Zentrierte dein Körpergewicht über der Mittellinie deines Körpers. Dein Körper darf nicht nach vorne oder hinten neigen. Fühle, wie jeder Fuß sich tief verwurzelt.*

7 *Beobachte, wie dein Körper am Gehen beteiligt ist. Spüre, wie die Knie sich beugen, heben und strecken. Spüre bewusst Knöchel, Hüften, Schultern und Rückgrat. Lenke die Aufmerksamkeit immer wieder auf die Fußsohlen und ihre so wichtige Interaktion mit der Erde.*

8 *Wenn du willst, kannst du das Mantra der Erde* LAM *beim Ein- und Ausatmen wiederholen. Mache die Mediation so lange, wie es sich gut anfühlt und kehre dann zu deinen normalen Tätigkeiten zurück.*

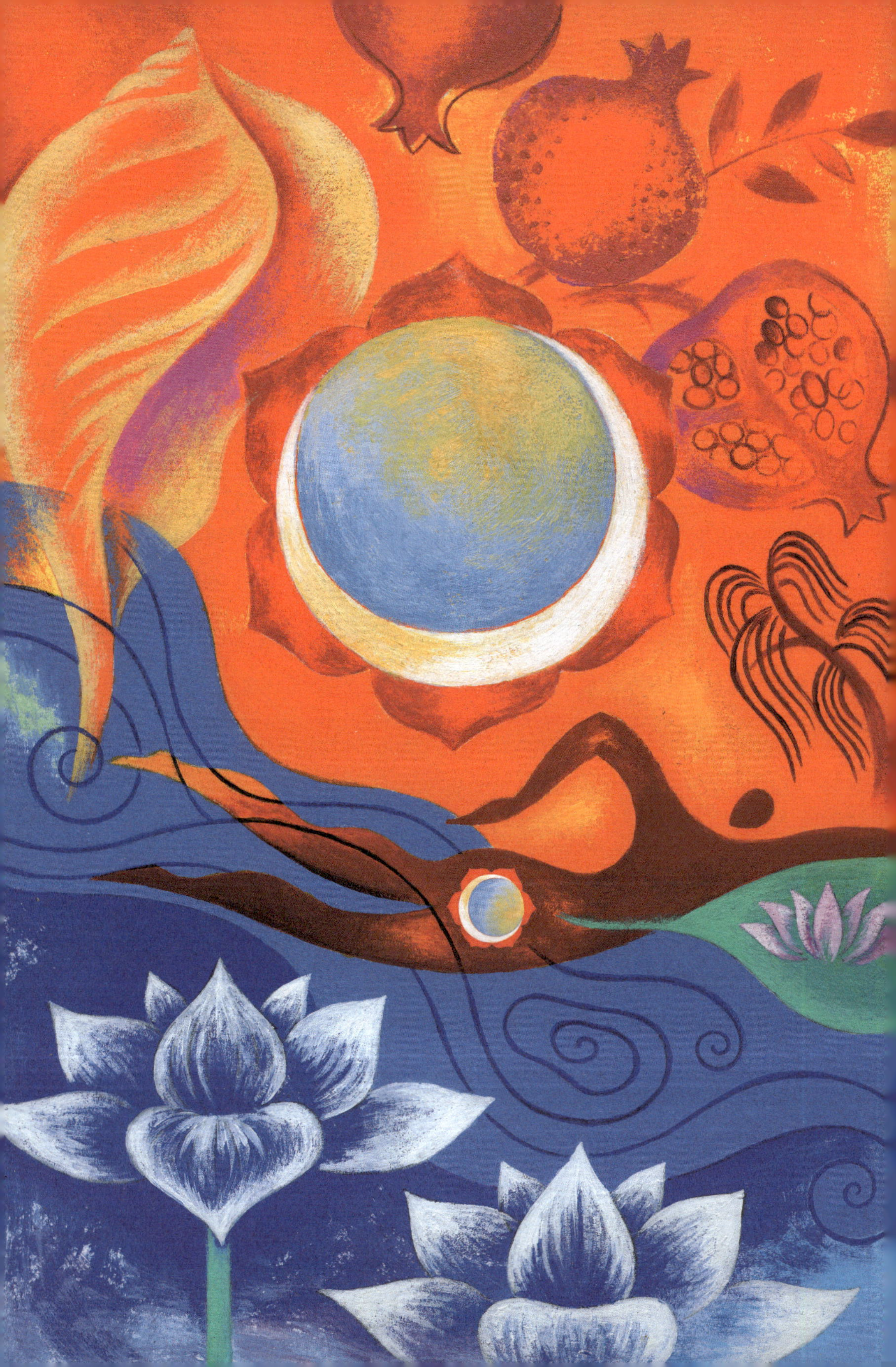

Kapitel 2

# SWADHISTHANA-CHAKRA

## Der Sitz deiner Kreativität

*Das zweite Chakra befindet sich im Bereich der Nieren und Fortpflanzungsorgane und wird Swadhisthana oder Sakralchakra genannt. Dieses Chakra leitet die Energie für Kreativität, Vergnügen, Sexualität und Fortpflanzung, sowie für Kontrolle und Moral. Es kontrolliert auch Träume, Fantasien und Gefühle. Das Sanskrit-Wort Swadhisthana hat viele Bedeutungen. Übersetzungen sind „das Heilige Haus des Selbst", „der süße Ort", und „der beliebteste Standort der Göttin". In Kapitel 1 hast du gelesen, dass die Funktion des Basalchakras (Stabilität und Erdung) durch ein Viereck oder einen Kubus symbolisiert wird. Das Sakralchakra lässt sich am besten als Kreis oder Kugel darstellen. Diese Form ist weniger stabil, dafür aber freier und offener. Die Meditationen in diesem Kapitel sollen dir helfen, deinen Sinn für Flexibilität und deinen Lebensfluss zu verstärken*

# DAS SWADHISTHANA-CHAKRA

Die Qualitäten des Wassers (Element des Swadhisthana) verkörpern die Natur des Swadhisthana-Chakras: flüssig, fließend, flexibel und adaptiv. Die reinigenden und veredelnden Eigenschaften von Wasser eignen sich besonders zur Reinigung dieses Chakras, denn wenn es aus dem Gleichgewicht gerät oder blockiert wird, entsteht das Gefühl, etwas Falsches oder Peinliches getan zu haben.

Das Sakralchakra ist außerdem mit dem Geschmackssinn verbunden. Die vielen Ausdrücke mit Geschmacksandeutungen weisen schon auf die Energien im Geschmackssinn hin. Wenn man jemandem „süße" Träume wünscht, von einer „bitteren" Erinnerung erzählt oder eine „verdorbene" Beziehung beklagt, betritt man die Welt des Swadhisthana-Chakras. Wenn dein Swadhisthana -Chakra offen und im Gleichgewicht ist, blühst du auf: Du bist sensitiv, intuitiv, idealistisch und voller Träume, Pläne und gesunder Wünsche (die kreativen Impulse entspringen dem Sakralchakra). Du bist flexibel, akzeptierst Veränderungen und schwimmst mit dem Strom.

Gehst du jedoch zu weit in diese Richtung, so gerät die Energie des Sakralchakras aus dem Gleichgewicht. Dies führt zu ständigem Fluss, der Unfähigkeit, Wurzeln zu schlagen oder sich Grenzen zu setzen, und zur Neigung, übermäßig emotional oder theatralisch zu werden. Man träumt in den Tag hinein oder gibt (rasch) befriedigenden Sinneseindrücken zu viel Raum. Symbole für dieses Ungleichgewicht sind der Schmetterling, der von Blüte zu Blüte flattert und der Fisch, der sich aus Habgier fangen lässt.

Wenn dein Sakralchakra blockiert oder aus dem Gleichgewicht ist, wird es schwierig, das Leben noch zu genießen: Nichts scheint gut genug, es kann zu Depressionen kommen. Vielleicht hast du das Gefühl, du hast keine Alternativen und Möglichkeiten dein Leben zu ändern und bist initiativlos. Wer kreativ ist, kann an einer Art Schreibblockade leiden. Manche Menschen mit einem ungleichgewichtigen Sakralchakra machen einen überemotionalen

**BEDEUTUNG DES CHAKRAS:** *heiliger Ort des Selbst* **ELEMENT:** *Wasser*
**KLANGSCHWINGUNG:** *VAM* **SINNLICHE ASSOZIATION:** *Geschmack*

Eindruck, andere erkennen ihre eigenen emotionalen Bedürfnisse und die anderer Menschen nicht und sind außerstande, ihren Gefühlen Ausdruck zu verleihen. Dies kann in extremen Fällen zu Aggression führen. Wenn die kontrollierenden Kräfte des Lebens zu stark sind, werden manche Menschen manipulativ und zeigen falsche Gefühle, wie etwa die bekannten „Krokodilstränen“, um auf diese Weise zu versuchen sich durchzusetzen. Ein Mangel an Sakralchakra-Energie kann zum Verlust von Freude an und Angst vor Sexualität führen.

Physikalisch regelt das Sakralchakra die flüssigen Elemente des Körpers: Blut, Lymphflüssigkeit, Schleim, Sperma, Urin und Speichel. Das Sakralchakra ist der Sitz der Nierenenergie (die in der chinesischen Medizin als basale Kraft des Lebens gilt). Es beeinflusst auch das Funktionieren von Blase, Harnwegen, Fortpflanzung und Kreislauf. Zu den medizinischen Problemen, die sich aus seiner blockierten Energie ergeben, gehören Arterienverkalkung, Krampfadern, Blutarmut, Blasensteine, Menstruationsbeschwerden, Impotenz, Frigidität, Blasenentzündung und Nierenprobleme.

Im Gegensatz zu populären Anschauungen führt die Öffnung des Sakralchakras nicht zu einer Verstärkung der Sexualität. Das Erreichen eines Gleichgewichts führt wohl dazu, dass die sexuelle Energie zu einer Bewusstseinskraft wird. Die Öffnung dieses Chakras bewirkt das Loslassen von Schuld und Frustration und den Genuss des Lebens.

## MIT SWADHISTHANA-ENERGIE ARBEITEN

**Während der Meditationen in diesem Kapitel stelle dir auch die folgenden Fragen. Sie ermöglichen dir Swadhisthana-Energie freizusetzen.**

- *Stehe ich Veränderungen positiv gegenüber? Wie kann ich mich entsprechend verändern?*
- *Bin ich hungrig nach Sensationen oder Erlebnissen? Wie kann ich das Leben mehr genießen, ohne von seinen Freuden abhängig zu werden?*
- *Ist meine Lebenseinstellung überwiegend emotional oder zu negativ?*
- *Wie kann ich furchtloser werden ohne rücksichtslos zu sein? Welche selbstauferlegten Befürchtungen oder Ängste kann ich ab heute zu überwinden versuchen?*
- *Wenn ich mich überfordert fühle (ein Zeichen überschüssiger Swadhisthana -Energie), wie bekomme ich wieder Boden unter die Füße?*

## *Meditieren über ein Yantra:*
# EINSTIMMUNG IN DAS SAKRALCHAKRA

Tägliche Meditation über das sakrale Chakra verstärkt die Fähigkeit, kreative Energien optimal zu nutzen. Wenn du neben den normalen Yogaübungen entsprechend meditierst, verstärkst du deine physische und mentale Flexibilität. Wenn du das Mantra mit dem geistigen Auge „sehen" kannst, kannst du einmal die fortgeschrittenen Übungen (siehe unten rechts) versuchen.

### *Yantra Meditation*

1 *Lege ein sauberes Tuch auf einen niedrigen Tisch und stelle die Chakra-Illustration in die Mitte, in Sitzstellung etwas unter Augenhöhe. Entzünde eine Kerze und etwas Weihrauch (siehe Seite 65) und stelle eine Vase mit frischen Blumen auf den Tisch.*

2 *Setze dich bequem hin, vorzugsweise mit gekreuzten Beinen, und halte den Rücken gerade (siehe Seite 16). Atme 10- bis 20-mal tief ein und aus, und lass deinen Atem anschließend zur Ruhe kommen.*

3 *Betrachte den äußeren Rand des Bildes mit halbgeschlossenen Augen. Konzentriere dich auf den tief roten Lotus. Lasse den Blick im Uhrzeigersinn um seine sechs Blütenblätter kreisen, die die Struktur der strahlenden Energie dieses Chakras darstellen.*

4 *Bewege die Augen langsam nach innen und richte den Blick auf die weiße mondförmige Sichel. Sie repräsentiert den Mond, der die Gezeiten und das Wasser kontrolliert, das Element des Swadhisthana-Chakras.*

5 *Jetzt betrachte das Tier, welches das Chakra trägt: ein* Makara *oder mythologisches Krokodil mit Schlangenschwanz. In der indischen Tradition ist es mit Ganga verbunden, der Personifizierung des Flusses Ganges.*

6 *Jetzt lenke die Aufmerksamkeit auf die Sanskritbuchstaben. Man spricht sie als* VAM, *der* Bija-*Klang des Swadhisthana-Chakras. Sprich es still oder flüsterte es, um deine innere Aufmerksamkeit zu verstärken.*

7 *Nach mindestens 20 Minuten Meditation öffne langsam die Augen. Wiederhole die Meditation täglich, um mit deiner Swadhisthana-Energie in Kontakt zu kommen.*

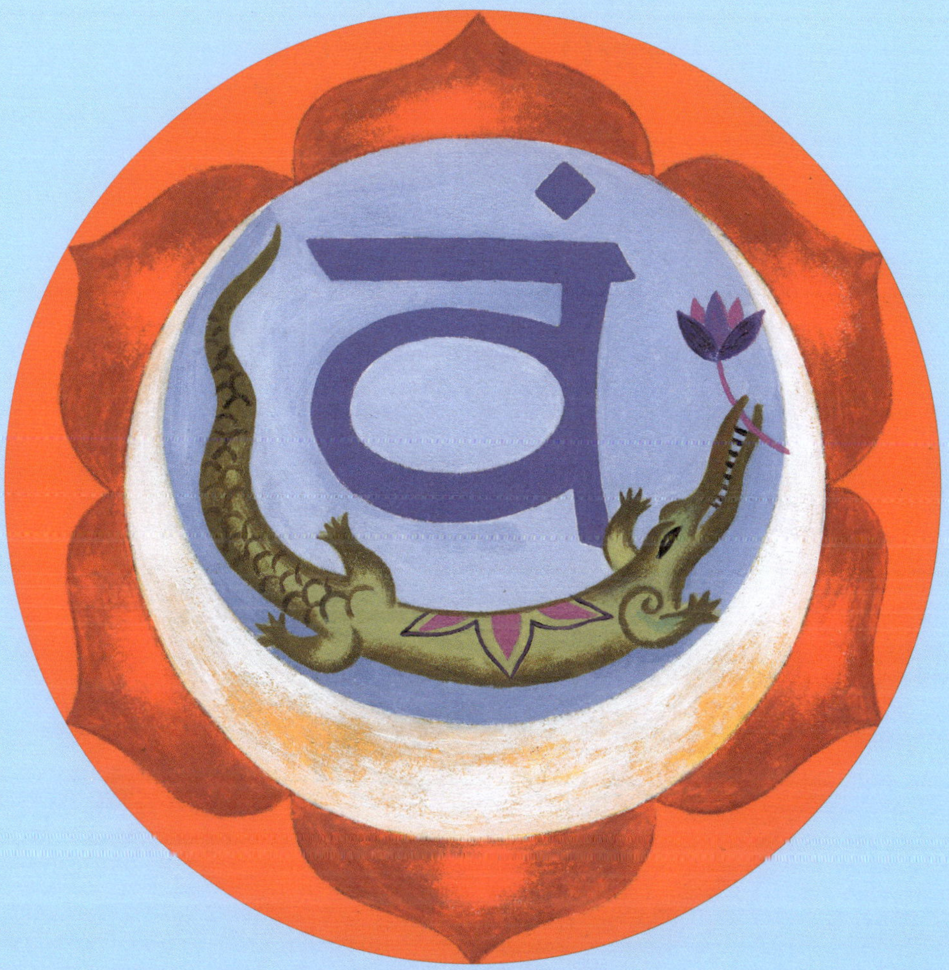

**Für Fortgeschrittene**

*Wenn dir das Yantra so vertraut ist, dass du es dir auch ohne Abbildung vorstellen kannst, dann setze dich mit geradem Rücken hin, schließe die Augen und konzentriere dich auf das untere Ende deiner Wirbelsäule. Wende Mulabandha an (siehe S. 48) oder visualisiere Wurzeln, die in die Erde wachsen. Wenn du dich verwurzelt fühlst, richte die Aufmerksamkeit nach oben auf dein Sacrum. Visualisiere das obenstehende Yantra als ein Muster voller Energie und sprich das Mantra* VAM. *Bleibe so 30 Minuten oder länger sitzen.*

## *Meditation über die Elemente:*
# DAS ELEMENT WASSER

Die flüssige Natur unseres Planeten und die unseres Körpers werden vom Element verkörpert, das mit dem Swadhisthana-Chakra verbunden ist: Wasser. Wenn du die Wassermeditation auf der gegenüberliegenden Seite machst, wird es dir gelingen, dich auf die flexible und flüssige Energie dieses Elements einzustimmen. Du erwirbst damit die Fähigkeit zu akzeptieren, dass Veränderungen Teil des Lebens sind und lernst, das Mitschwimmen im Strom als ein Geschenk anzunehmen.

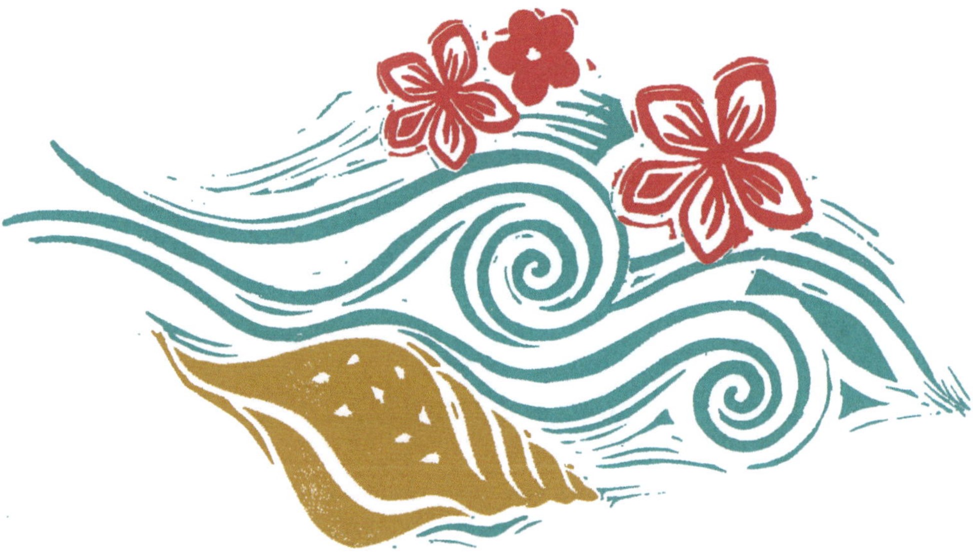

*„Visualisiere die Quintessenz des Wassers als göttlichen Nektar, der einer Jasminblüte oder einem Muschelhorn ähnlich ist. Seine Form ist rund, wie der Mond. Richte das Bewusstsein auf das Wasserelement, es wird alle Sorgen zerstören und überschüssige Hitze aus deinem Körper entfernen. Eine Person, die diese Meditation übt, kann nicht durch Wasser verletzt werden. Sie wird niemals in Gefahr sein zu ertrinken, auch nicht im tiefsten Ozean."*

*Gheranda Samhita*, 3.72–74

Bevor du mit der unten stehenden Meditation beginnst, lege ein Tuch über einen niedrigen Tisch und stelle Gegenstände darauf, die dich physisch und energetisch mit dem Element Wasser verbinden, wie zum Beispiel Seemuscheln, Korallenstücke, Weidenzweige oder andere Pflanzen, die Wasserenergie enthalten. Falls nötig, stelle eine Schale mit Wasser auf deinen Meditationstisch. Sie kann dir helfen, „versunkene" Gedanken oder Gefühle zum Ausdruck zu bringen. Diese Meditation ist sehr wichtig, wenn du das Gefühl hast, den Kontakt zu deinen Träumen verloren zu haben oder wenn du gerade von ihnen abgeschnitten bist.

Dann bereite dich mit einem entspannenden Bad oder Duschgang auf diese Meditation vor. Füge dem Wasser nichts hinzu, sondern konzentriere dich auf die reine Erfahrung, im Wasser zu sein. Wenn möglich, tauche in einem Ozean, Fluss oder See unter oder gehe in ein Schwimmbad. Trinke kurz vor der Meditation ein großes Glas Wasser und fühle es durch den Körper fließen.

## *Wassermeditation*

1 *Setze dich vor den vorbereiteten Tisch in eine bequeme Meditationsstellung. Der Rücken sollte gerade sein.*

2 *Lege die Handrücken auf Knie und Waden und führe die Spitzen des kleinen Fingers und Daumens zusammen als Varun (Wasser) Mudra (siehe rechts). Entspanne die anderen Finger.*

3 *Schließe die Augen und denke an die Qualitäten des Wassers. Fühle dich fließend wie eine Flüssigkeit.*

4 *Wiederhole im Geist eine Bestätigung wie zum Beispiel:*
*„Ich habe Vertrauen, dass ich meinen Träumen folge."*
*„Ich passe mich jeder Situation mit Anmut an."*
*„Ich lasse Ideen los, die nicht länger nützlich sind."*

5 *Meditiere so 30 Minuten oder länger, dann öffne die Augen und strecke die Beine.*

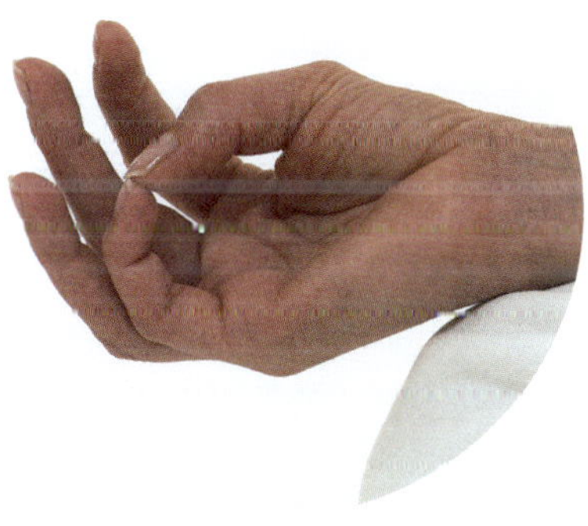

## *Chakras und Gefühle:*
# SCHULDGEFÜHLE ÜBERWINDEN

Wenn das Swadhisthana-Chakra verschlossen oder seine Energie ungleichgewichtig ist, kannst du von Schuldgefühlen überfallen werden, auch wenn es dafür keine realen Gründe gibt. Diese Gefühle können sich als Scham über deinen Körper, sexuelle Hemmungen oder emotionale Isolation äußern. Erlaube dir nicht in solchen Gefühlen und der damit verbundenen Trauer zu „ertrinken", sondern übe dich in der gegenüber abgebildeten Lotus-Visualisierung.

Wenngleich alle Chakren durch Lotusblüten symbolisiert werden, so hat das Swadhisthana-Chakra eine besonders enge Verbindung mit dieser schönen Pflanze. Der Lotus ist in erster Linie eine Wasserpflanze, sie gedeiht im Element des Swadhisthana-Chakras. Die Pflanze wurzelt im Schlamm, aber ihre Blüten bleiben rein. Ihre Heimat ist das Wasser, aber sie wird niemals nass. Ihre Natur ist flüssig und fließend, aber sie wächst unaufhaltsam aufwärts, der Sonne entgegen. Und so entsteht aus dem Schlamm die schönste Blüte der Welt.

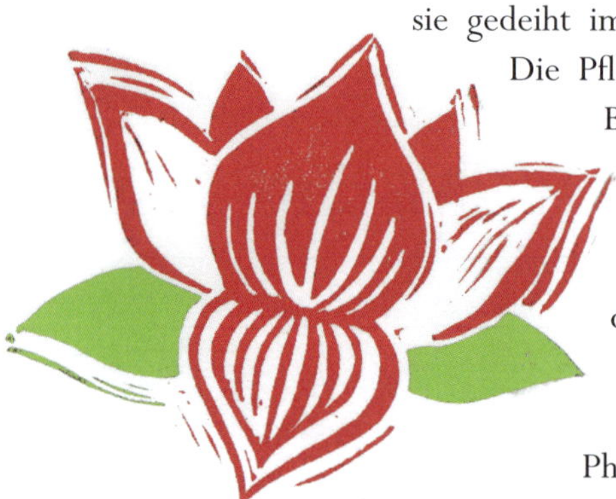

Philosophen des Ostens benutzen oft das Element Wasser, um die Natur der menschlichen Seele auszudrücken. Sie betrachten die Seele als ewig rein, sie kann nie unrein werden. Wie Wasser kann sie zwar Unreinheiten mit sich führen, aber diese können ihre Grundnatur niemals ändern. Denke hierüber einige Minuten nach, bevor du mit der gegenüber abgebildeten Lotus-Visualisierung beginnst.

*„Sei vorsichtig, mit welchem Wasser du deine Träume begießt. Wenn du sie mit Sorgen und Furcht begießt, so wird ihr Unkraut deinen Traum ersticken. Begieße sie mit Optimismus und sie werden dir Erfolg bringen."*

LAO TZU, *TAO TE CHING*

## *Lotus-Visualisierung*

1 *Stelle die Abbildung einer Lotuspflanze (oder einer anderen Blume) auf einen niedrigen Tisch und setze dich in bequemer Meditationsstellung davor. Betrachte die Blütenblätter einige Minuten lang aufmerksam. Schließe dann die Augen, versuche aber das Bild immer noch zu sehen.*

2 *Sieh diese Blume als eine Analogie zu deinem Leben. Wie die Blume unbefleckt bleibt von dem Schlamm, in dem sie wächst, so lass du es nicht zu, dass Negatives, in dem du wurzelst, dich beeinflusst. Wie die Blume nach dem Licht strebt, so schwimme auch du mit im Fluss deiner Umgebung, ohne deine Ziele zu vergessen. Wie der Lotus, der im Wasser steht, aber nicht nass ist, so sollst auch du in der Welt existieren, ohne dass du dich von ihr trüben lässt.*

3 *Wenn während dieser Meditation irgendwelche negativen Gedanken auftauchen, so gehe nicht auf sie ein, sondern sieh sie als Luftblasen, die an die Wasseroberfläche um den Lotus herum aufsteigen und beobachte, wie sie eine nach der anderen platzen. Wenn du dich mit den Gedanken nicht identifizierst, hören sie auf zu existieren. Meditiere mindestens 20 Minuten lang und öffne danach langsam die Augen.*

### Erläuterung zur Visualisierung

*Diese Lotus-Visualisierung regt eine allmähliche emotionale Reinigung deines Sakral-Chakras an. Wenn du sie regelmäßig übst, wirst du bemerken, dass deine Swadhisthana-Energie ausgeglichener wird und sich das Chakra öffnet. Sei jedoch darauf vorbereitet, dass du bei der Meditation über dieses Chakra eine ganze Skala sexuelle Gefühle oder Bilder erlebst. Auch Gefühle von Schuld, Lust, Betrug und Eifersucht, die Schattenseiten des Swadhisthana-Chakras, können sich in extremen Fällen als störende Bilder manifestieren.*

*Lass dich von irgendwelchen solchen Bildern und Gedanken nicht ablenken: Wenn du unterdrückten Gefühlen erlaubst, an die Oberfläche zu kommen, so bedeutet dies, dass sich deine Swadhisthana-Energie in positiver Weise manifestiert. Und zugleich mit dem Auftauchen dieser überraschenden oder verstörenden Gedanken wirst du die Kraft entwickeln, sie zu überwinden. Wenn du alle negativen Bilder oder Gedanken überwindest, bist du frei, alles Gute im Leben zu genießen.*

## *Lerne mit dem* FLUSS ZU SCHWIMMEN

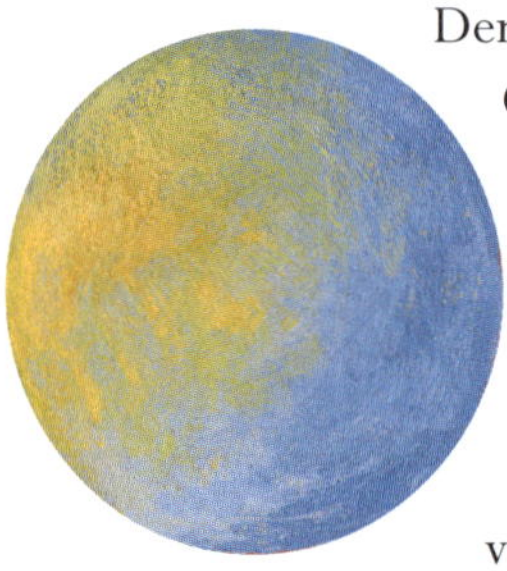

Der Mond ist ein kraftvolles Symbol des Swadhisthana-Chakras. Er führt uns die Bedeutung von Veränderung und Wechsel vor Augen. Sein Symbol gibt dir besondere Kraft, wenn du Probleme überwinden willst, die dein Wachstum behindern und wenn du Veränderungen und Übergänge akzeptieren musst. Wenn du das Vertraute, Sichere und Schützende verlässt (Muladhara-Energie), machst du dich selbst frei, um an unbekannte Orte zu reisen. Du lernst dabei, die Swadhisthana-Energie um ihrer selbst willen zu schätzen, nicht um dasjenige, was sie dir bringt.

Die gegenüber abgebildete Meditation der Mondbetrachtung soll dir helfen, mit dem Fluss zu schwimmen. Man kann sie am besten im Freien machen, wo man den Mond gut sehen kann. Ist dies nicht möglich, so schaue durch ein Fenster auf den Mond, oder lege ein sauberes Tuch über einen niedrigen Tisch und stelle darauf ein Bild des Mondes, am besten etwas unter deinem Blickwinkel aus Sitzposition. Diese Mondabbildung soll dir während der Meditation als Fixpunkt dienen.

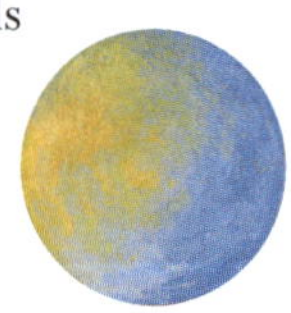

Die Mond-Meditation ist besonders effektiv, wenn du sie während des gesamten Mondzyklus jede Nacht durchführst, also von Neumond bis zum nächsten Neumond. Am besten meditierst du abends vor dem Schlafengehen, mindestens 30 Minuten lang. Überlasse dich dabei der ewigen Weisheit, die dich drängt dein Leben organisch fließen und wachsen zu lassen.

*„Im Swadhisthana liegt die weiße, schimmernde Wasserregion in Form eines Halbmondes, und darin, sitzend auf einem Makara das Mantra VAM, rein und weiß wie der Herbstmond."*

SAT-CHAKRA-NIRUPANA, 15

## *Mondmeditation*

1 *Setze dich bequem und aufrecht vor eine Abbildung des Mondes (siehe links). Stelle dir vor, du stehst an einer Wegkreuzung, an der sich unzählige Straßen treffen.*

2 *Schaue in dich selbst und denke darüber nach, wie die Kreuzung das Zusammentreffen deines bewussten und unbewussten Geistes darstellt. Vertraue auf deinen unbewussten Geist, dass er dich auf den richtigen Pfad führt, genau wie der Mond die Gezeiten und den Fluss der Natur lenkt.*

3 *Jetzt versammele die Energie des Mondes und bitte dein Unbewusstes, dass deine Swadhisthana-Energie dich auf den richtigen Pfad im Leben führen möge. Wirst du deine Swadhisthana-Energie das Chakra System hinaufleiten, so dass sie sich mit der Kraft deines Manipura (Solarplexus)-Chakras auf dem Weg zum Herzen vereint? Oder wirst du dich entscheiden, den spirituellen Pfad des Chakras zu verlassen, und deine Swadhisthana-Energie über einen materialistischen Weg führen?*

4 *Frage dich selbst: „Welchen Pfad werde ich wählen?" Du könntest dir wünschen, verschiedene Wege gleichzeitig zu beschreiten (das Swadhisthana-Chakra regiert das Reich der Träume). Oder du könntest dich fragen: „Wenn ich sie schon könnte, was würde mir die Zukunft bringen?" Stelle dir die Frage, die du wichtig findest, dann lasse sie los.*

5 *Setze die Meditation für mindestens 30 Minuten fort. Wenn du anschließend zu Bett gehst, lege ein kleines Notizbuch und einen Stift hin als Traumtagebuch. Manche Gedanken, die dir helfen könnten den Weg in deine Zukunft zu bestimmen, erscheinen in Form von Träumen.*

6 *Schreib' dir am nächsten Morgen beim Aufwachen die ersten Gedanken, oder das, woran du dich von deinen Träumen erinnerst, auf. Am Ende des Monats schau' dir diese Notizen an. Ermuntern Sie dich, dein Leben in eine bestimmte Richtung zu lenken? Beantworten Sie die Fragen, die du dir über deine Zukunft gestellt hast?*

## *Die Arbeit mit der*
# SWADHISTHANA-ENERGIE

Die Heilmittel auf den nächsten Seiten sollen die Meditation über dein Swadhisthana-Chakra unterstützen. Sie helfen dir, frühere Stationen deines Selbst zurückzulassen und neue Wege zu begehen. Wenn du schwanger bist oder medizinische Probleme hast, frage einen Arzt, bevor du die ätherischen Öle oder Kräutertees verwendest.

### *Blütenessenzen*

Um negative Gefühle zu überwinden, nimm vor Beginn der Meditation vier Tropfen Blütenessenz unter die Zunge oder trinke sie mit Wasser.

- **Clematis** bringt Fokus und verhindert, dass die Meditation zur träumerischen Flucht wird.
- **Osterlilie** fördert die Integration von Sexualität und Spiritualität.
- **Zahnlilie** regt dazu an, deine spirituellen Gaben zu teilen.
- **Walnuss** vertreibt Gedanken, die dich an die Vergangenheit binden.
- **Pinie** hilft, Schuld zu überwinden, wenn du die Verantwortung für dein Leben übernimmst.
- **Weide** hilft, Selbstmitleid und Bitterkeit zu verbannen.

### *Ätherische Öle*

Ein Bad vor der Meditation wäscht Energie hinweg, die den spirituellen „Flow“ verhindern kann. Mische 3 bis 5 Tropfen ätherisches Öl mit einem Teelöffel Jojoba, Süßmandel oder Olivenöl und gib die Mischung ins einlaufende Wasser.

- **Weihrauch** saugt Energie ab, die das Wachstum blockiert und bringt Ruhe und Einsicht.
- **Patschuli** verhindert das Wegträumen bei der Meditation.

---

*„Nichts in der Welt ist flexibler und nachgiebiger als Wasser. Wenn es jedoch das Feste und Starke angreift, kann ihm nichts widerstehen, denn niemand kann es beeinflussen. So besiegt das Flexible das Felsenfeste, und das Nachgiebige das Kraftvolle.“*

Laozi, *Tao Te Ching*

- **Jasmin** verbindet die Kreativität des Swadhisthana zu den Chakren, die mit Liebe (Herzchakra) und Spiritualität (Kronenchakra) verbunden sind.
- **Muskatellersalbei** ist mit dem heiligen, zeitlosen Zustand verbunden („Traumzeit"). *(Das Öl kann zu Schläfrigkeit führen, Alkohol vermeiden).*
- **Echter Majoran** hebt Schuldgefühle auf *(Verwende Origanum-Majoran).*
- **Zypresse** hilft dir, nach einer großen Lebensveränderung weiter zu machen, z.B. Berufswechsel oder Tod. *(Öl alle sechs Monate ersetzen).*

## *Kristalle, Edelsteine und Steine*

Du kannst sie als Schmuck tragen, in die Nähe des Chakras bringen oder vor der Meditation einfach in der Hand halten.

- **Koralle** fördert ein ausgeglichenes Gefühlsleben und Begeisterungsfähigkeit.
- **Granat** erzeugt ein ausbalanciertes Energiefeld.
- **Mondstein** leitet die Intuition, beruhigt die Gefühle.
- **Perlen** absorbieren belanglose Gedanken.
- **Aquamarin** sorgt für spirituelles Bewusstsein.
- **Karneol** fördert Initiative, besiegt Apathie und Schreibblockaden.
- **Zitrin** befreit emotionale Stagnation beim Sakralchakra, wirkt potenzerhöhend. Salbe den Stein mit ein bis zwei Tropfen Patschuli-Öl.
- **Klarer Quarz** bringt Weisheit und Stabilität.

## *Räuchermittel*

- **Zedernholz und Wacholder** beseitigen Schuldgefühle und erhöhen damit den Effekt aller Meditationen in diesem Kapitel.

## *Befreiende Nahrungsmittel*

Wasser, Kräutertee und die Säfte der unten aufgeführten Nahrungsmittel stimulieren die Nierenfunktion und Reinigung.

- **Süsses Obst:** Äpfel, Birnen, Pfirsiche, Aprikosen, Melone, Mango, Orangen, Granatäpfeln, Erdbeeren, Rosinen, Johannisbeeren, Feigen.
- **Gemüse:** Brunnenkresse, Salat, Spinat, Gurken, Tomaten.

## *Yoga Asanas*

Die hier abgebildeten Haltungen lassen sich in die regulären Yoga-Übungen integrieren und unterstützen die Swadhisthana-Energie. Sie eignen sich auch als Warm-up vor der Meditation. Andere nützliche Haltungen sind unter anderem *Sethu Bandhasana* (Brücke), *Janu Sirhasan* (Kopf-Kniehaltung), *Upavishta Konasana* (offene Winkelhaltung), und *Chandrasana* (Halbmond). Auch Schwimmen und Hula-Tanz sind nützlich.

## *Yoga Mudra:* Energiesiegel

1 *Wenn du kannst, setze dich in* Padmasana, *den Lotussitz, bei dem die Füße auf den gegenüberliegenden Waden ruhen. Wenn nicht, so knie in* Vajrasana, *mit Knien und Füßen aneinander und dem Gesäß auf den Fersen.*

2 *Balle die Hände zu Fäusten und lege sie in die Falten zwischen Oberschenkeln und Rumpf. Atme tief ein. Beim Ausatmen neige deine Stirn zum Boden (siehe unten rechts). Atme tief, und bleibe 10 bis 30 Sekunden in dieser Haltung. Fühle, wie deine Fäuste die Sakralchakra-Energie anregen. Dann entspanne dich.*

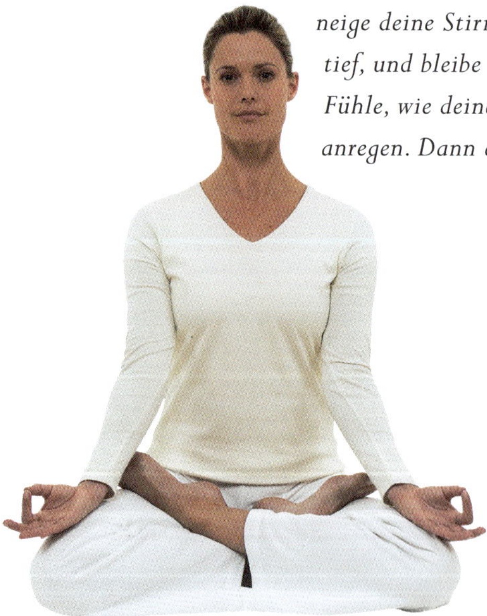

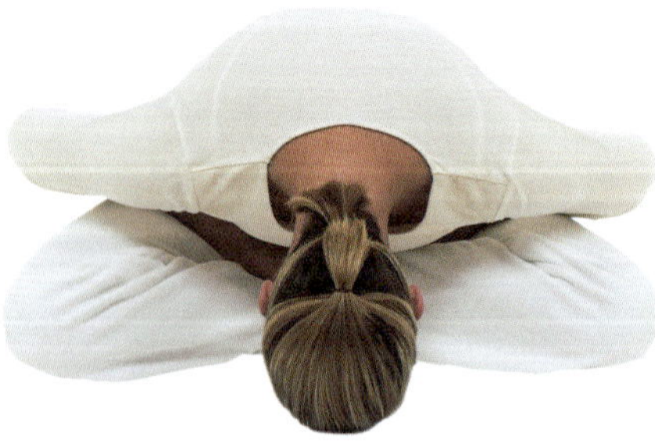

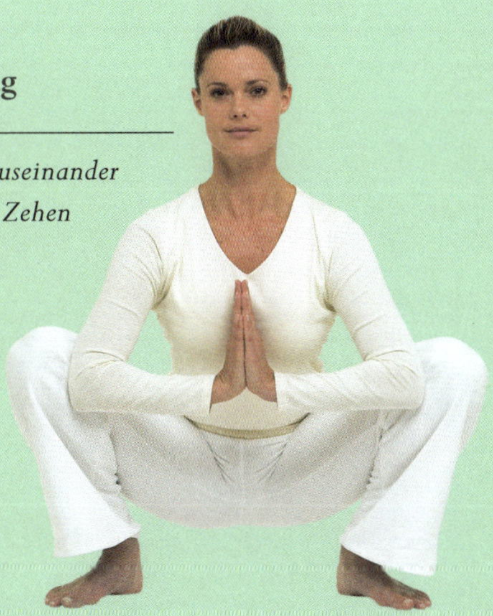

## *Kaliasana:* Hockstellung

1 *Stehe aufrecht, wobei die Füße weiter auseinander stehen, als die Schultern und drehe die Zehen in einem 45°-Winkel nach außen.*

2 *Beuge die Knie und gehe in die Hocke, wobei die Knie über den Füßen stehen sollten. Bringe die Handflächen vor der Brust zusammen und verwende die Ellbogen, um die Knie auseinander zu drücken. Verweile 30 bis 60 Sekunden in dieser Haltung und stehe dann langsam auf.*

## *Matsyasana:* der Fisch

1 *Lege dich flach auf den Rücken, Beine und Füße aneinander. Lege die Hände mit den Handflächen nach unten unter die Waden.*

2 *Beuge die Ellbogen und hebe die Brust so hoch wie möglich an, dann ziehe den Kopf vorsichtig nach hinten, bis der Scheitel auf dem Boden ruht. Das Gewicht sollte vor allem auf den Händen ruhen. Vermeide Spannung im Kopf oder Nacken*

3 *Atme so tief wie möglich ein und aus, mit weit geöffneter Brust. Benutze dabei aktiv die Rippen und stelle dir jede Körperseite als die Kiemen eines Fisches vor, die sich öffnen, um Sauerstoff und Prana in den Körper zu ziehen.*

4 *Verweile etwa 30 Sekunden in dieser Haltung, dann ziehe die Brust zurück und entspanne dich auf dem Rücken.*

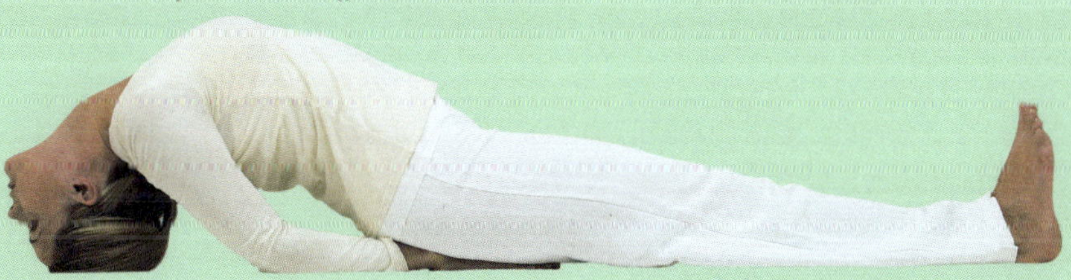

Kapitel 3

# MANIPURA-CHAKRA

## DIE BASIS DEINER KRAFT

Auf unserer Reise durch das Chakra-System erreichen wir jetzt das dritte große Chakra, das Manipura-Chakra beim Solarplexus, auch Nabelzentrum genannt. Die meisten Menschen spüren seine Energie aber zwischen dem Nabel und der Unterseite des Brustbeins.

Dies ist das Bollwerk des Körpers, seine Festung. Das Sanskrit Wort Manipura bedeutet wörtlich „die Stadt der schimmernden Juwelen“, und tatsächlich bewahrst du im Manipura-Chakra deinen kostbarsten Besitz: das Gefühl deiner selbst. Das Manipura-Chakra ist mit der Willenskraft und dem Selbstwertgefühl verbunden, hier wurzelt die Fähigkeit sich deutliche aber flexible Grenzen zu setzen, zu handeln und sich anzupassen. Persönliche Veränderung und Entwicklung fangen hier an. Die Art, wie du die Energie dieses Chakras nutzt, zeigt sich in der Fähigkeit, dich selbst und dein Leben zu verändern. „Verwandlung“ ist der Schlüsselbegriff des Manipura-Chakras und damit Fokus der Meditationen in diesem Kapitel.

# DAS MANIPURA-CHAKRA

Im Gegensatz zu den zwei niedrigsten Chakren, die das physische und emotionale Überleben sichern, hat die Energie des Manipura-Chakras transformierenden Charakter: Sie regt Wachstum und Veränderung an. Die Energie des Elements Feuer hat in diesem Chakra ihren Sitz. Feuer verwandelt alles, mit dem es in Berührung kommt und verwandelt Materie (die sichtbaren Elemente Erde und Wasser der niedrigen Chakren) in Wärme und Gas (die unsichtbaren Elemente der höheren Chakren).

Das Manipura-Chakra ist mit unserem Sehen verbunden, denn Licht ist eine Form von Feuer. In diesem Chakra hat „Sehen“ und „gesehen werden“ jedoch eine mehr als nur physikalische Bedeutung. Es bedeutet das menschliche Bedürfnis nach Anerkennung als Individuum. Wenn die Energie des Solarplexus-Chakras in Balance ist und frei strömen kann, fühlst du dich einmalig, geschätzt, zuversichtlich und voller Energie. Die Menschen reagieren auf dein Charisma und respektieren deine Integrität, denn dieses Chakra hat auch mit persönlicher Ehre zu tun. Sie spüren deine Kraft und wissen, dass du Geheimnisse bewahren kannst. Du isolierst dich nicht, sondern bist spontan, offen und liebevoll und lässt deine Energie frei zum Herzchakra aufsteigen. Und weil dessen Kanäle zu den ersten zwei unteren Chakren offen sind, fühlst du dich verwurzelt und du kannst im Strom mitschwimmen. Dein tiefer Respekt anderen gegenüber führt dazu, dass du Ausschweifungen vermeidest und Grenzen respektierst. Obwohl du Herausforderungen suchst, bist du kein Workaholic.

Ein Ungleichgewicht in der Manipura-Energie bringt das Bedürfnis mit sich, andere zu manipulieren oder von ihnen kontrolliert zu werden. Ein Überschuss an Manipura-Energie führt zu einem Mangel an Einfühlungsvermögen, burn out, oder zu Intoleranz gegenüber Menschen die weniger Energie haben. Dies ist der Bereich des ständig verurteilenden, aggressiven Perfektionisten mit einer herrischen Neigung nach

**BEDEUTUNG DES CHAKRAS:** *Stadt der schimmernden Juwelen* **ELEMENT:** *Feuer*
**KLANGSCHWINGUNG:** RAM **SINNLICHE ASSOZIATION:** *Sehen*

Selbstverherrlichung. Diesem Chakra entspringt auch die Sehnsucht nach Ruhm und Ehre. Ist die Energie nicht in Balance, so kann dies zu Eitelkeit und Stolz, aber auch zu Hass und Zorn führen (offen oder indirekt). Mangelnde Aktivität im Solarplexus-Zentrum kann die Quelle emotionaler Probleme und des Bedürfnisses nach Aufmerksamkeit sein. Wem das innere Feuer fehlt, dem fehlt auch die Energie, um Ideen in die Praxis umzusetzen. Die Furcht von anderen abgelehnt zu werden, kann zu Unentschiedenheit, Überempfindlichkeit gegenüber Kritik, bis hin zu Depressionen führen. Man fühlt sich immer als Opfer. Wem die Kraft fehlt sich zu schützen, neigt dazu sich von Gedanken und Gefühlen anderer leiten zu lassen.

Im physischen Körper ist der Solarplexus der Sitz der Verdauungskraft, er kontrolliert die Verdauungsorgane (einschließlich Pankreas und Leber) und Muskeln und fungiert als innerer Thermostat. Ungleichgewichtige Energie führt zu Verdauungsbeschwerden, Nahrungsmittelallergie, Blutzuckerproblemen, Diabetes und Essstörungen bis hin zu Lähmungen und Spasmen.

Die Arbeit am Energiefluss dieses Chakras nährt das „innere Feuer" und hilft dir, Gedanken und Pläne in Handlungen umzusetzen.

## Die Arbeit mit der Manipura-Energie

**Bei den Meditationen in diesem Kapitel stelle dir folgende Fragen. Sie helfen dir zu sehen, wie du die Manipura-Energie blockierst und verstehst zugleich wie du sie wieder ins Gleichgewicht bringen kannst.**

- *Werde ich von Zweifeln und Ängsten beherrscht? Wie kann ich sie in positive Energie umwandeln?*
- *Fällt es mir schwer, Entscheidungen zu treffen? Und wenn ich mich schließlich entschieden habe, fehlt mir dann die Energie das durchzuführen wozu ich mich entschieden habe?*
- *Habe ich das Bedürfnis, in jeder Diskussion recht zu behalten?*
- *Brauche ich dauernd emotionale Anerkennung? Fehlt mir Willenskraft, und kompensiere ich das durch ein übertriebenes Kontrollbedürfnis?*
- *Lasse ich mein Leben von den Meinungen anderer beeinflussen? Wie kann ich damit aufhören, ohne emotional rigide oder zu aggressiv zu werden?*

## *Meditation über ein Yantra:* EINSTIMMUNG AUF DAS SOLARPLEXUS-CHAKRA

In der folgenden Meditation geht es darum, sich das Bild eines Chakras, sein Yantra, im Geist vorzustellen (siehe rechts). Diese abstrakte Visualisierung führt in ein tiefes Stadium der Meditation und hilft dabei, das Manipura-Chakra zu öffnen, so dass seine Energie in deinem Chakra-System aufsteigen kann. Es ist wichtig, sich zunächst mit der Übung auf Seite 44-45 zu reinigen.

### *Yantra Meditation*

1 *Lege ein sauberes Tuch auf einen niedrigen Tisch und stelle die Chakra-Illustration in die Mitte, in Sitzstellung etwas unter Augenhöhe. Entzünde eine Kerze und etwas Weihrauch (siehe Seite 83).*

2 *Setze dich bequem hin, vorzugsweise mit gekreuzten Beinen, und halte den Rücken gerade (siehe Seite 16). Atme 10- bis 20-mal tief ein und aus, und lass' den Atem anschließend zur Ruhe kommen.*

3 *Betrachte mit halb geschlossenen Augen eines der zehn blauen Blütenblätter, die das Energiemuster des Chakras darstellen. Lasse den Blick im Uhrzeigersinn um die Blütenblätter kreisen. Stelle dir vor, dass Blau der hellste Teil einer Flamme ist.*

4 *Nach einiger Zeit richte den Blick auf das nach unten gerichtete Dreieck, das das Element Feuer symbolisiert. Es ist die Farbe der aufgehenden Sonne. Stelle dir dieses Chakra als den Sitz deines eigenen Feuers vor, also deiner Lebenskraft und deines Charismas. Achte auf den „Fuß" oder Eingang an jeder Seite des roten Dreiecks.*

5 *Jetzt konzentriere dich auf den Bock. Denke an seine Stärke, seine Tapferkeit und die Fähigkeit frontal anzugreifen. Er ist das Vehikel von Agni, dem Hindugott des Feuers.*

6 *Suche mit den Augen die Sanskritbuchstaben. Sie sprechen sich als* RAM, *das Mantra dieses Chakras. Wiederhole im Stillen, während du seine Form betrachtest.*

7 *Meditiere mindestens 20 Minuten. Damit bittest du den Türwächter des Manipura-Chakras, die Tür zu öffnen und deine Energie zum Herzchakra aufsteigen zu lassen. Jeden Tag wiederholen.*

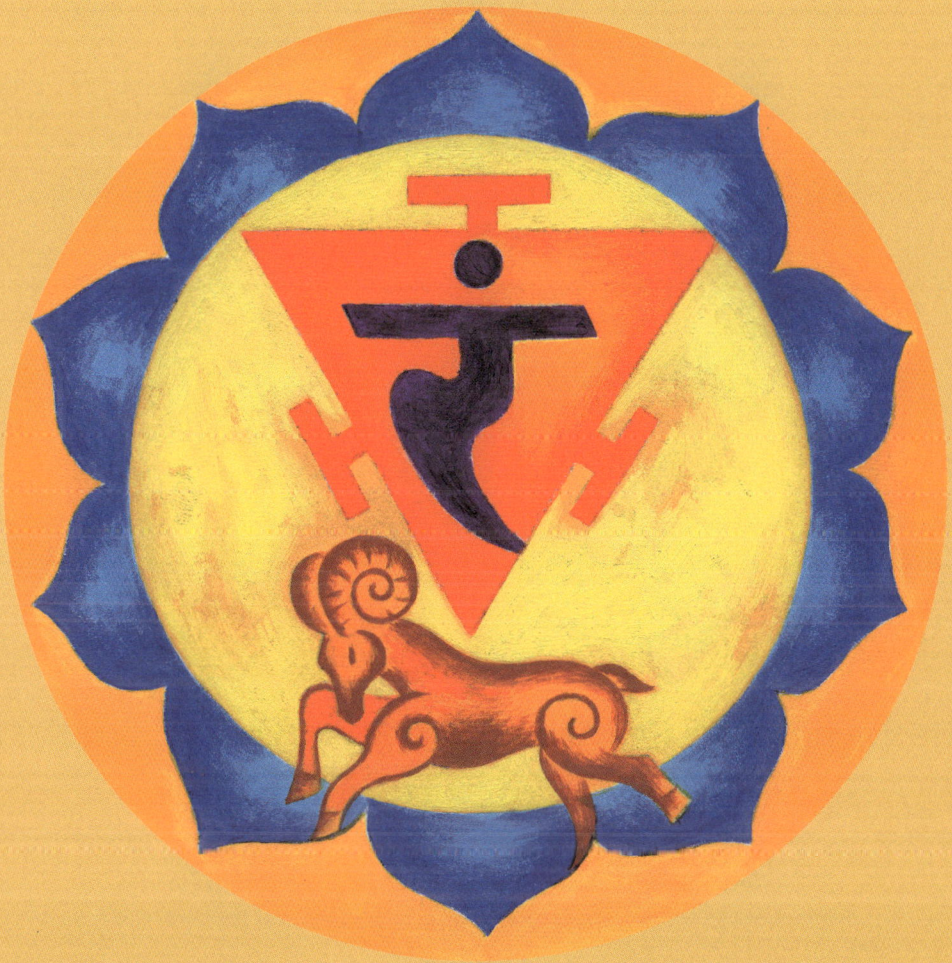

**Für Fortgeschrittene**

*Wenn dir das Yantra so vertraut ist, dass du es dir auch ohne Abbildung vorstellen kannst, dann setze dich mit geradem Rücken hin, schließe die Augen und konzentriere dich auf das untere Ende deiner Wirbelsäule. Wende Mulabandha an (siehe S. 48). Wenn du dich verwurzelt fühlst, richte deine Aufmerksamkeit auf deine Sakralregion, dann auf den Solarplexus. Fühle das Yantra als ein Muster voller Energie, fühle seine Energiestrahlen wie Flammen, die das Mantra* RAM *ausstrahlen. Mindestens 30 Minuten meditieren.*

*Meditation über die Elemente:*

## DAS ELEMENT FEUER

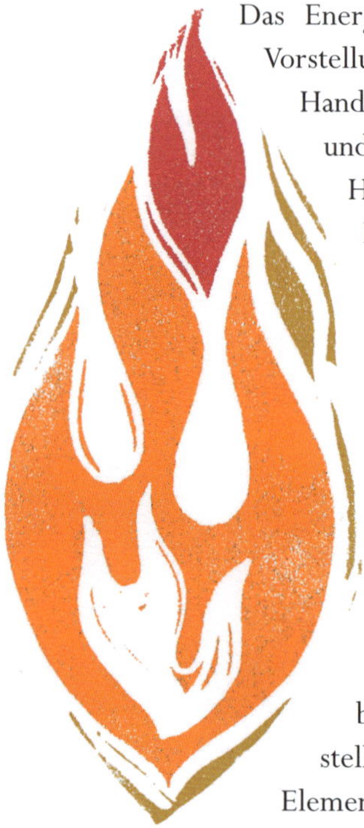

Das Energiezentrum im Solarplexus ist die Quelle der Vorstellungskraft, Zukunftspläne und des Antriebs zum Handeln. Hier versöhnt man sich mit der Vergangenheit und „verbrennt" das *Karma* (die Konsequenzen früherer Handlungen). Das Element des Manipura-Chakras, Feuer, soll in dieser Meditation das Negative mit seiner reinigenden Wirkung zum Positiven verwandeln.

Meditation am Feuer über das Manipura-Chakra soll dir die Kraft geben, mit Überlegenheit zu führen und erfolgreich zu planen und organisieren. Sie soll auch das Immunsystem fördern, was Gesundheit und Produktivität fördert und ein hohes Alter ermöglicht.

Du könntest diese Meditation an einem offenen Feuer durchführen. Ist dies nicht möglich, so bedecke einen niedrigen Tisch mit einem Tuch und stelle darauf Gegenstände, die dich physisch mit dem Element Feuer verbinden. Du brauchst einige Kerzen (stelle sie sicherheitshalber auf eine große Metallplatte oder auf einen Stein), sowie eine Vase mit Ringelblumen oder Sonnenblumen. Lege vor Beginn der Meditation einen Stift und Papier bereit.

*„Das Manipura-Chakra ist so strahlend und hell wie die Morgensonne. Das Prana soll 2 Stunden lang zurückgezogen und dort gehalten werden, während der Geist über das Feuerelement meditiert. Diese Meditation vertreibt die tief verwurzelte Todesangst. Wer so meditiert, dem kann das Feuer nichts anhaben."*

*Gheranda Samhita*, 3.75

## *Feuermeditation*

**1** *Setze dich bequem vor ein Feuer oder einige Kerzen, am besten mit gekreuzten Beinen. Halte den Rücken gerade.*

**2** *Balle deine Fäuste und strecke die Daumen. Lege die Hände auf die Knie, die Daumen zeigen nach oben in Agni (Feuer) Mudra (siehe rechts).*

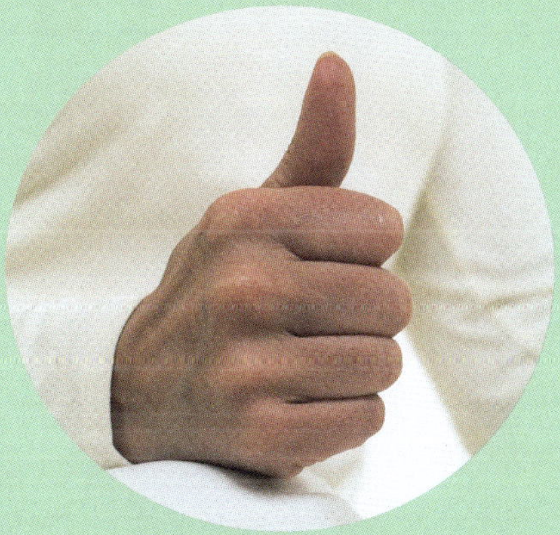

**3** *Bade deinen Geist in der Wärme und Kraft von Feuer oder Kerzen. Denke an eine frühere unangenehme Erfahrung oder Beziehung.*

**4** *Schreibe diese Erinnerung auf das Papier, Stichworte genügen. Halte vorsichtig eine Ecke des Papiers in das Feuer und lass es von den Flammen „verzehren". Wirf das Papier ins Feuer und siehe zu, wie es zu Asche verbrennt.*

**5** *Anschließend denke an eine gegenwärtige unangenehme Erfahrung. Entscheide dich, was du möchtest: in eine bestimmte Richtung steuern oder loslassen? Schreibe diesen Gedanken auf das Papier und lass' es von der Flamme verzehren. Lasse dir vom Feuer die Energie geben, deine Gedanken in Handlungen umzusetzen.*

**6** *Denke an deine Zukunftspläne und schreibe einen davon auf, der dir sehr lieb ist. Halte das Papier in der Flamme wie oben. Das Feuer zeigt dir, wie du dein Bild in Wirklichkeit umsetzen kannst (in Indien ist das Feuer die Botschaft der Götter).*

**7** *Zum Schluss wiederholst du im Stillen eine Bestätigung wie zum Beispiel:*

*„Ich opfere meine negativen Qualitäten dem Feuer der Verwandlung."*

*„Meine Begeisterung gibt mir die Kraft, Großes zu erreichen."*

*„Ich benutze meine Kraft und akzeptiere die Verantwortung für jeden Teil meines Lebens."*

*„Durch meine Lust auf Abenteuer kann ich Herausforderungen genießen."*

*„Meine Beziehungen sind von Mut, Offenheit und Vertrauen erfüllt."*

**8** *Nach 30 Minuten (oder länger) blase die Kerzen aus oder lösche das Feuer.*

## *Chakren und Gefühle:*
## ZORN VERSTEHEN

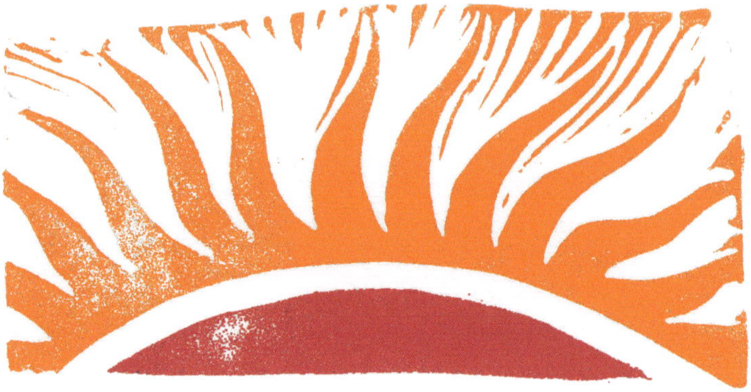

Zorn, Raserei, Bitterkeit und Ressentiment sind Ausdruck eines Ungleichgewichts oder einer Energieblockade am feurig roten Manipura-Chakra. Die Energie für diese negativen Gefühle wird im Solarplexus-Gebiet gespeichert, oft jahrelang, gleichgültig ob man schnell wütend wird, oder sich nicht so schnell ärgert oder sogar stoisch allem äußerlichem Ausdruck von Zorn widersteht. Die indische Schrift *Chandipath* grüßt „die Göttin, die in allen Dingen in der Form des Zorns erscheint.“ Sie hat die Gabe der Alchemie und transformiert die Energie des Ego in spirituelle Energie. Ziel der Meditation ist es, einiges von dieser Transformationsenergie zu absorbieren, so dass sich das Rot des Zorns in die rosige Glut der aufgehenden Sonne verwandelt, die einen neuen Beginn verspricht.

Diese Meditation lässt sich zu jedem Zeitpunkt und an jedem Ort durchführen, auch während einfachen Aufgaben, wie Arbeit im Garten, Gemüse schneiden oder bei einem Spaziergang. Gib den Händen die Arbeit und dem Geist die Meditation!

*„Zorn ist mein Fleisch, ich verspeise mich selbst*
*und werde so beim Essen verhungern.“*
William Shakespeare, *Coriolanus*

## *Meditation über den Grund des Zorns*

1 *Beginne damit, dass du dich an einen Anlass erinnerst, wo du zornig wurdest oder dich geärgert hast. Beispiel: Du warst spät für eine Verabredung und konntest keinen Parkplatz finden. Als du endlich eine Lücke gefunden hattest, kam dir ein anderer zuvor.*

2 *Frage dich selbst: „Warum wurde ich wütend?" Versuche sowohl den Auslöser deines Zorns als auch seine tiefer liegende Ursache zu finden. So ist zum Beispiel die Antwort „weil er mir den Parkplatz wegschnappte" eher der Auslöser für den Zorn als seine tiefer liegende Ursache (die wahrscheinlich in der Art der Verabredung oder deinem Gemütszustand in dem Moment lag).*

3 *Denke darüber nach, ob das Handeln von Menschen oder deine eigene Interpretation der Situation dich wütend macht. Zur Verdeutlichung: Stelle dir vor, du sitzt im Bus und plötzlich hält dir jemand die Augen zu. Wärst du dann wütend oder verängstigt? Wie würde sich deine Empfindung ändern, wenn du dich umdrehst und einen Freund erkennst, den du seit Jahren nicht gesehen hast? Wärst du dann immer noch wütend?*

4 *Denke an diese Beispiele und versprich dir, tägliche Quellen von Zorn oder Irritation jedes Mal beim Auftauchen zu analysieren. Wenn du die ersten Symptome spürst, so frage dich: „Warum werde ich eigentlich wütend?"*

### Die Bedeutung dieser Meditation

*Diese Meditation soll deinen Zorn nicht ersticken und hat auch nicht den Zweck, dass du dich nicht mehr aufregst oder negative Erfahrungen einfach akzeptierst. Ihr Zweck besteht vielmehr darin, dass du lernst, die inneren Ursachen deines Zorns zu identifizieren und zu transformieren. Wenn du diese Übung die nächsten Tage und Wochen übst, wirst du feststellen, dass Gefühle von Zorn und Ärger zu schmelzen beginnen, wenn du dich nicht länger davon beherrschen lässt. Die meisten Menschen stellen fest, dass ihr Zorn von einem Gefühl der Empathie abgelöst wird, also einer energetischen Verbindung zu anderen Menschen beim Solarplexus-Chakra.*

## *Meditation mit den Sinnen:*
# TRANSFORMATIVES ESSEN

Obwohl wir alle mehrmals am Tag essen, konzentrieren die meisten von uns sich kaum auf den Geschmack, Geruch oder die Empfindungen beim Essen. Stattdessen sitzen wir am Bildschirm oder unterhalten uns mit Freunden. Unser Geist schweift hin zur Arbeit oder zur Familie, oder wir beeilen uns, schnell fertig zu sein. Dies führt zum Ungleichgewicht in der Energie des Manipura-Chakras.

Das Manipura-Chakra ist nicht nur Zentrum der Transformationsenergie unseres Körpers, sondern auch Sitz der Verdauungsenergie. Seine Aufgabe ist es, alles was wir aufnehmen zu „verdauen", ob es sich nun um Nahrung oder Ideen handelt. Ohne diese Umwandlung wären Körper, Geist und Gefühle unfähig, wichtige Nahrungsmittel zu absorbieren.

Die Essmeditation gegenüber bringt dich in Kontakt mit dieser Energie und verbindet dich auf sehr physische Weise mit den Elementen des Lebens. Man sollte sie sich nicht als Meditation beim Essen vorstellen, sondern den Akt des Essens selbst als Form der Meditation erfahren, die uns mit einer alten spirituellen Praxis in Kontakt bringt. Essmeditation ist ein Ritual in vielen Religionen, von der Eucharistie im Christentum bis zum *Prasad* im Hinduismus (wobei Nahrung in göttliche Essenzen verwandelt wird). Man kann diese Meditation am besten frühmorgens ausüben, wenn die Geschmacksknospen noch frisch sind.

*„Das Essen ist ein göttlicher Prozess, die Nahrung selbst ist göttlich, die Person, die isst, ist göttlich. Deswegen ist das Essen ein Prozess, bei dem der Essende dem Göttlichen ein heiliges Opfer bringt. Das Feuer, das das Opfer verschlingt (Verdauung) ist ebenfalls heilig. Wenn man also das heilige überall sieht, erreicht man den heiligen Zustand."*

*BHAGAVAD GITA*, IV. 24

## *Essmeditation*

1 *Bereite eine Schüssel mit drei verschiedenen Arten Obst unterschiedlicher Struktur, zum Beispiel eine Scheibe Ananas oder ein Stückchen Zitrusfrucht, eine reife Banane, süße Traube oder ein knackiger Apfel. Nimm dabei nicht nur Früchte, die dir schmecken, sondern auch Früchte, die du weniger magst, sind interessant. Schalte alle störenden Ablenkungen, wie Fernseher oder Hintergrundmusik, aus.*

2 *Atme tief in deinen Bauch hinein um dich zu sammeln. Verbinde dich durch deinen Atem mit der Quelle des Hungergefühls in der Spitze des Magens: dem Manipura-Chakra.*

3 *Betrachte das erste Stück Obst und beobachte seine Farbe, Form und Struktur. Dann nimm es und erfreue dich an seinen taktilen Qualitäten.*

4 *Schließe die Augen und führe das Stück Obst an deine Lippen. Beobachte, wie der Geruch des Obsts und die Berührung mit den Lippen die Energie in deinem Solarplexus anregt.*

5 *Beiße in das Obst hinein und beobachte, ob es knusprig oder weich ist. Wenn der Geschmack angenehm ist, verfolge diese erfreuliche Wahrnehmung durch deinen Körper. Wenn der Geschmack dir weniger gefällt, beobachte, ob irgendwelche Spannungen auftreten.*

6 *Jetzt kaue langsam, und widerstehe dem Drang, sofort zu schlucken. Beobachte die Veränderungen in der Geschmacksintensität und den Effekt, den das Kauen auf deinen Solarplexus hat. Kaue jeden Bissen 20 bis 30 Mal und pausiere ab und zu, um tief zu atmen. Fühle, wie die Nahrung beim Schlucken durch die Speiseröhre in den Magen gelangt.*

7 *Schließlich stelle dir vor, wie das Obst verdaut und assimiliert wird. Versuche im Geist zu sehen, wie die Energie des Solarplexus-Chakras die Nährstoffe in verschiedene Teile deines Körpers bringt. Wiederhole die Schritte 3 bis 7 für das andere Obst.*

8 *Diese Meditation sollte 10 Tage lang täglich wiederholt werden. Nimm unterschiedliche Nahrungsmittel: Außer frischem Obst probiere ab und zu auch salzige Snacks wie Oliven, Rosinen oder auch Kartoffelchips.*

## *Bewegungsmeditation:*
# IN DIE STILLE WIRBELN

Das Manipura-Chakra ist das Gravitationszentrum des Körpers und die folgende Wirbel-Meditation soll dich durch Bewegung noch besser in ihm verankern. Wenn du in dieser Meditation wirbelst, wirst du über deine Grenzen getrieben, also jenseits von Schwindel, Übelkeit oder Angst vor Kontrollverlust, und erreichst mittels einer einfachen Bewegung eine vertrauensvolle Selbstaufgabe. Das Wirbeln als Befreiung vom Geschnatter des Geistes erzeugt einen kraftvollen Gegensatz: Aus einer dynamischen externen Bewegung entsteht tiefe innere Stille. Die Wirbelmeditation kann man zu jeder Zeit tagsüber oder nachts ausüben, am besten auf einer Wiese oder in einem leeren unmöblierten Raum. Die letzten drei Stunden vor dem Wirbeln nicht essen oder trinken, am besten ist man barfuß und trägt lose sitzende Baumwollkleidung.

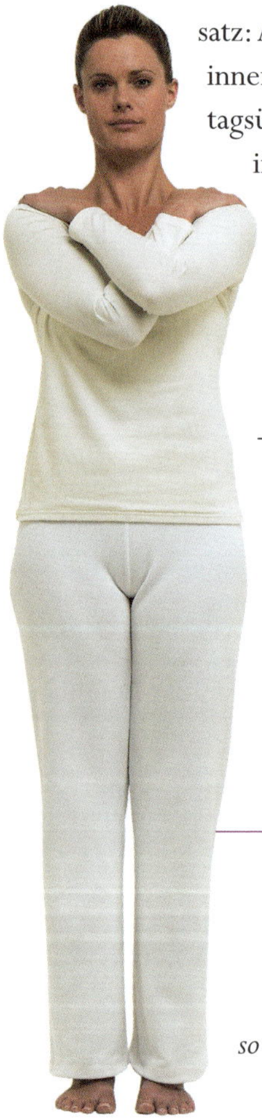

### *Wirbelmeditation*

1 *Du stehst aufrecht, die Füße voneinander getrennt, und kreuzt die Arme über der Brust. Lege die rechte Hand auf die linke Schulter und die linke Hand auf die rechte Schulter. Der linke Arm sollte oben liegen.*

2 *Schließe die Augen und atme tief ein und aus, atme in deinen Solarplexus. Kehre beim Wirbeln zu dieser zentrierten Position zurück, wenn dir irgendwann schwindlig wird.*

*„Das Licht macht die Farben sichtbar. Nachts verschwinden Rot, Grün und Gelb aus unserem Blick. So wie das Licht erst durch die Finsternis bekannt wird, so sind alle verborgenen Dinge erst durch Ihr Gegenteil zu sehen.“*
RUMI *MATHNAWI*

3 *Blicke mit halb geöffneten Augen auf den Boden. Falte langsam die Arme auseinander und verwende diesen Impuls für eine Körperrotation gegen den Uhrzeigersinn. Die Rotation beginnt im Rumpf und streckt sich nach unten in die Beine aus. Bewege dich von rechts nach links, und nimm den Solarplexus als Drehpunkt.*

4 *Strecke beide Arme in Schulterhöhe, wobei die linke Handfläche nach oben zeigt und die rechte nach unten. Stelle dir Energie vor, die von oben in deine erhobene Handfläche einfließt und über die Schultern über die andere Handfläche zurück in die Erde fließt.*

5 *Verwende beim Rotieren den rechten Fuß zum Antreiben der Bewegung, indem du kurze Stakkato-Schritte machst (langsam und rhythmisch, wie der Hammerschlag eines Schmieds). Halte den linken Fuß als Drehpunkt auf dem Boden.*

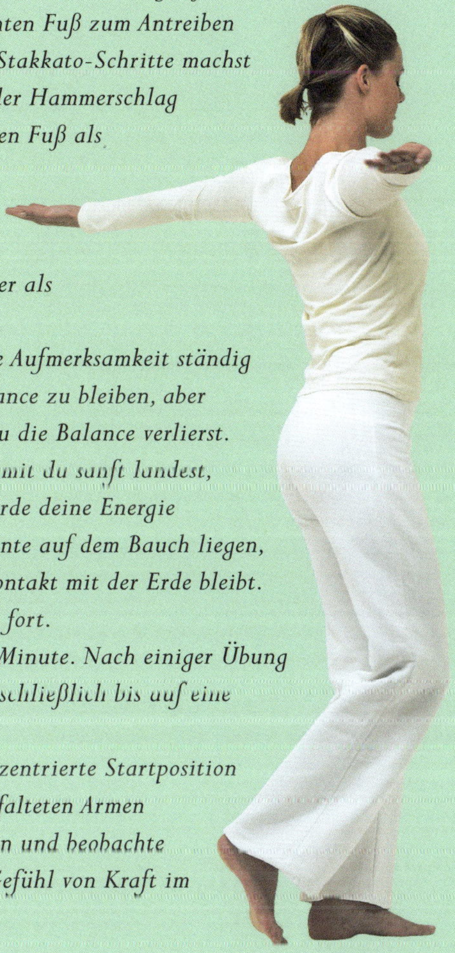

6 *Beschleunige allmählich die Bewegung. Wenn das Wirbeln beginnt, erlebst du deinen Körper als Energiewirbel.*

7 *Richte während des Wirbelns die Aufmerksamkeit ständig auf den Solarplexus, um in Balance zu bleiben, aber mach' dir keine Sorgen, wenn du die Balance verlierst. Halte den Körper entspannt, damit du sanft landest, falls du fällst. Dann lasse die Erde deine Energie aufnehmen. Bleibe einige Momente auf dem Bauch liegen, während dein Solarplexus in Kontakt mit der Erde bleibt. Stehe auf und setze das Wirbeln fort.*

8 *Zunächst wirble ungefähr eine Minute. Nach einiger Übung kann man bis 15 Minuten und schließlich bis auf eine Stunde verlängern.*

9 *Nach dem Wirbeln kehre in die zentrierte Startposition zurück (siehe links), mit den gefalteten Armen vor der Brust. Dann bleibe sitzen und beobachte deinen ruhigen Geist und das Gefühl von Kraft im Solarplexus.*

## *Die Arbeit mit der*
# MANIPURA-ENERGIE

Die folgenden therapeutischen Hilfsmittel unterstützen das Manipura-Chakra, wenn du daran arbeitest, deinen Willen zu stärken. Viele dieser Mittel stimulieren das Reinigen der Gefühle (wichtig, da der Solarplexus Sitz der Macht ist). Wenn du schwanger bist oder medizinische Probleme hast, konsultiere einen Arzt, bevor du ätherische Öle benutzt.

### *Blütenessenzen*

Die Einnahme von Blütenessenzen vor der Meditation hilft dir, negative Gefühle zu überwinden, die bei der Arbeit mit der Manipura-Energie an die Oberfläche kommen. Nimm vor Beginn der Meditation vier Tropfen Blütenessenz unter die Zunge oder trinke sie mit Wasser.

- **GEFLECKTE GAUKLERBLUME** pflegt das Manipura-Chakra und hilft gegen Ängste.
- **HAHNENFUSS** hellt dunkle Gedanken auf, stärkt das Selbstbewusstsein, unterstützt Autarkie, hilft dir deine Talente zu erkennen.
- **EDELLIESCHEN** beruhigt Ungeduld und Reizbarkeit, hilft dir, intensiver zu leben, ohne dabei einen Burn-Out zu erleiden.
- **JOHANNESKRAUT** hilft bei der Umwandlung von Zorn, erleichtert Spannungen, die aus unterdrücktem Zorn entstehen.

### *Ätherische Öle*

Für ein reinigendes Bad vor der Meditation mische 3 bis 5 Tropfen ätherisches Öl mit einem Teelöffel Jojoba, Süßmandel oder Olivenöl und gib dies ins einlaufende Wasser. Ansonsten verfahre wie angegeben.

- **KAMILLE** erleichtert Erwartungen und Spannungen, die sich durch Frustrationen im Solarplexus bilden können.
- **BERGAMOTTÖL** hilft, stagnierende Energie loszuwerden. *(Verwende FCF Qualität).*

*„Wer über den Manipura Lotus meditiert, ist immer glücklich."*
*SIVA SAMHITA*, 5.81

- **Wacholder** beruhigt bei unangenehmen, ängstlichen oder negativen Gefühlen. Fünf Tropfen in einem Teelöffel Olivenöl als Badeöl.
- **Fenchel** fungiert als spirituelles Schild. Verbrenne einen Tropfen im Öl-Diffusor, wenn du dich beim Meditieren verletzlich fühlst. Für ein energiefördерndes Badeöl mische zwei Tropfen Fenchel, Kümmel, Orange und Majoranöl in einem Teelöffel Olivenöl.
- **Pfefferminz** bringt die Manipura-Energie ins Gleichgewicht, dämpft übermäßigen Stolz und das ihm zugrunde liegende Minderwertigkeitsgefühl.

## *Kristalle, Edelsteine und Steine*

Du kannst sie als Schmuck tragen, in die Nähe der Chakras bringen oder vor der Meditation einfach in der Hand halten.

- **Adventurinquarz** bringt die Manipura-Energie in Balance.
- **Topas** öffnet und balanciert, ermutigt Selbstvertrauen und Veränderung.
- **Gelber Zitrin** fördert das Selbstbewusstsein, ermöglicht die Aktivierung persönlicher Kraft.
- **Blauer Saphir** beruhigt bei Zorn, mit einem Tropfen Kamille einreiben.
- **Grüne Jade** hilft beim Ausrichten deiner Manipura- und Anahata-Chakren.
- **Rubin** verbessert die Verdauung.

## *Räuchermittel*

- **Sandelholz** ernährt und harmoniert Manipura-Energie.
- **Nag Champa** beruhigt und fördert die Meditation.
- **Drachenblut-Harz** verstärkt schützende Energie und weiht die Energie des Raumes. Auf Holzkohle verbrennen.

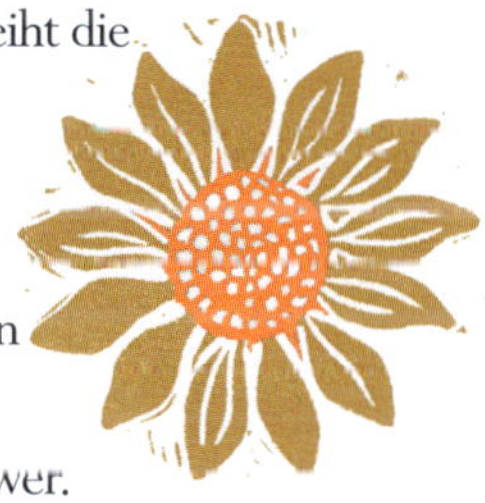

## *Hilfreiche Nahrungsmittel*

Diese Kräuter regen das innere Feuer an, die Samen kühlen Feuer und die Kohlenhydrate dienen der Unterstützung:

- **Kräuter:** schwarzer Pfeffer, Cayenne, Gewürznelken, Ingwer.
- **Samen:** Fenchel, Anis, Kreuzkümmel, Leinsamen, Sonnenblumenkerne.
- **Komplexe Kohlenhydrate:** Reis, Hafer, Hirse, Pasta, Brot, Müsli.

## *YOGA ASANAS FÜR DIE MANIPURA-ENERGIE*

Mache beim Yoga oder vor der Meditation Übungen, um deine Manipura-Energie ins Gleichgewicht zu bringen. Zur weiteren Anregung dieser Energie empfiehlt es sich, die Meditationen in diesem Kapitel in der *Vajrsana*-Haltung (Fersensitz, siehe Seite 41) zu üben. Weiterhin geeignet sind Jogging, Bauchtanz, Hula-Hoop und Kniebeugen.

### *Parivritta Trikonasana:* das gedrehte Dreieck (a)

1 *Stehe mit den Füßen ca. 1 Meter auseinander. Strecke die Arme in Schulterhöhe nach vorn. Drehe den linken Fuß etwas nach innen und den rechten Fuß in 90° nach außen.*

2 *Drehe den Oberkörper mit dem Gesicht nach rechts und lege die linke Hand auf die Außenseite des rechten Fußes (oder eines Yogablocks). Strecke den rechten Arm nach oben und schau zu deiner Hand. Eine Minute stehen bleiben, auf der anderen Seite wiederholen.*

### *Ardha-matyendrasana:* der Drehsitz (b)

1 *Sitze auf den Fersen. Senke die Hüfte an der linke Seite deiner Füße auf den Boden. Stelle deinen rechten Fuß an die Außenseite des linken Knies flach auf den Boden.*

2 *Strecke den linken Arm hoch und lege ihn um dein rechtes Knie, halte die rechte Ferse mit der linken Hand fest. Bringe die rechte Hand hinter die rechte Hüfte und blicke über die rechte Schulter. Bleibe 30 bis 60 Sekunden in dieser Haltung, dann an der anderen Seite wiederholen.*

### *Parivritta Utkatasana:* gedrehter Stuhl (c)

1 *Stehe aufrecht, Knie und Füße berühren sich. Beuge Knien und Hüften, als ob du auf einem Stuhl sitzt. Drehe die Brust nach links.*

2 *Bringe die Handflächen vor der Brust zusammen. Drücke den rechten Ellbogen an die Außenseite des linken Knies. Schaue nach oben.*

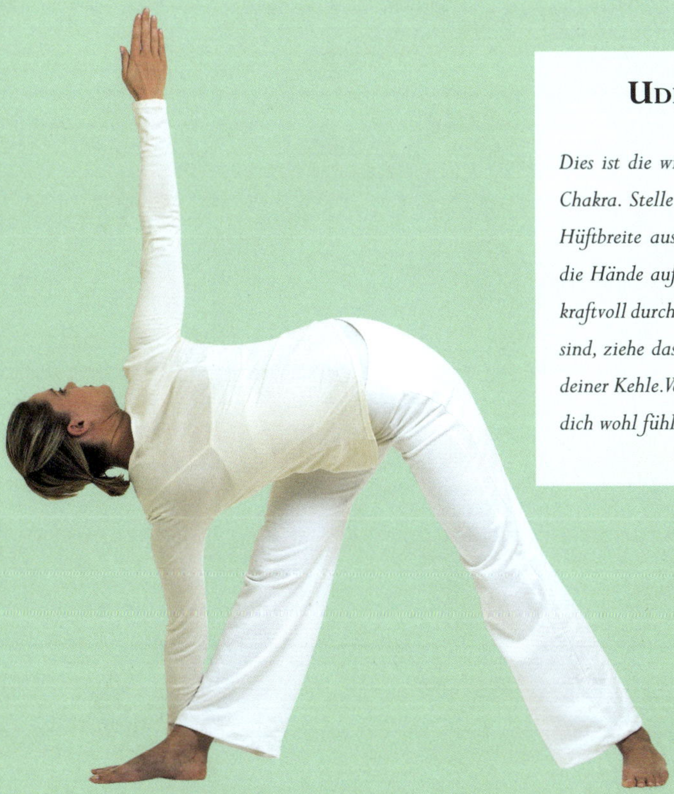

(a)

## UDDHYANA BANDHA

*Dies ist die wichtigste Übung für das Manipura-Chakra. Stelle dich hin, die Füße etwas mehr als Hüftbreite auseinander. Beuge die Knie und lege die Hände auf die Waden. Atme tief ein und atme kraftvoll durch den Mund aus. Wenn die Lungen leer sind, ziehe das Zwerchfell nach oben in Richtung deiner Kehle. Verweile in dieser Haltung solange du dich wohl fühlst, dann lasse los und atme tief.*

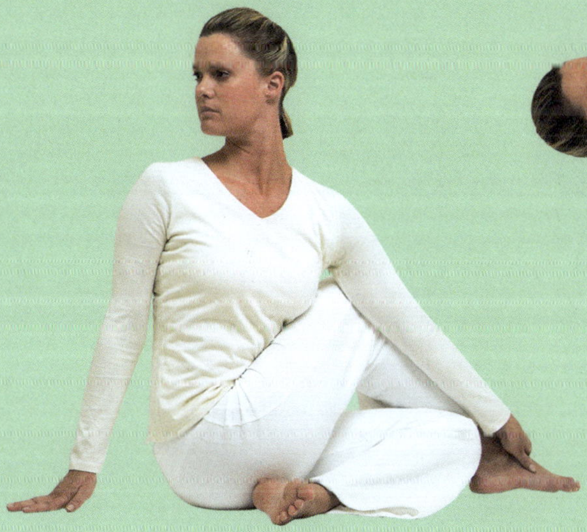

(b)

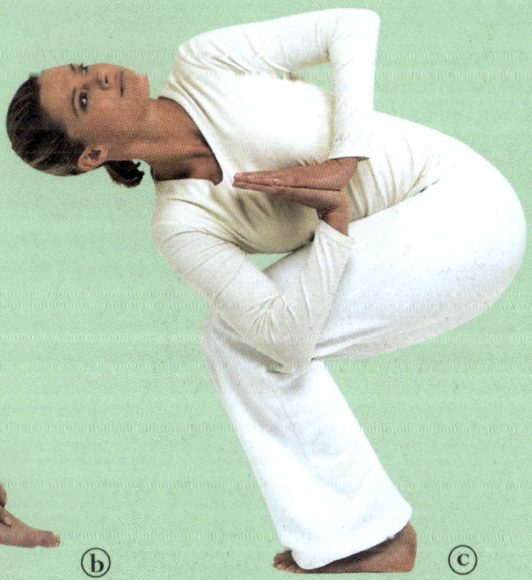

(c)

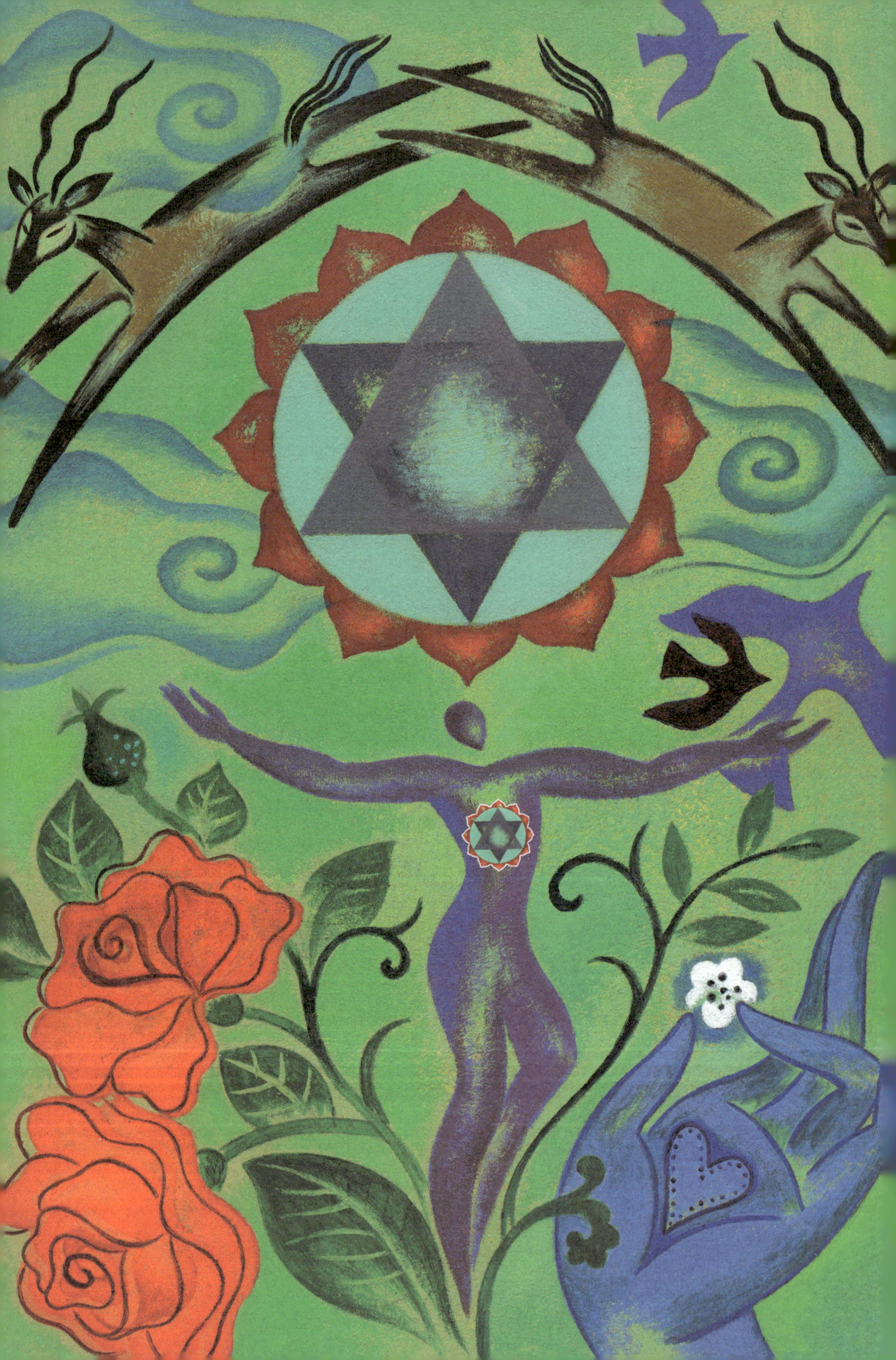

Kapitel 4

# ANAHATA-CHAKRA

## Energiezentrum in deinem Herzen

*Das Herzchakra ist das komplexeste und bekannteste Chakra. Es liegt im energetischen Zentrum des feinstofflichen Körpers und verbindet das Physikalische mit dem Spirituellen. Das Herzzentrum transformiert höhere Energie von den oberen Chakren in eine mehr basale Substanz, damit sie sich entlang der Chakren nach unten bewegen und sich auf physikalischem Niveau manifestieren kann. Zugleich verwandelt es feste Energie von den niedrigen Chakren in feinere Substanzen, die sich nach oben bewegen und zu Ideen, Gedanken und Inspirationen führen können.*

*Das Sanskrit-Wort Anahata bedeutet wörtlich „nicht angezupft". Es heißt, dass dieses Chakra bei Berührung astrale Harmonien erzeugt, wie ein Musikinstrument. Dieses Kapitel soll dich ermutigen, andere zu erreichen und es dir zu erlauben, dich von den Freuden des Lebens berühren zu lassen.*

# DEIN ANAHATA-CHAKRA

Wenn wir das Chakra-System nach oben hin bis zum Herzchakra verfolgen, finden wir das erste der größeren Energiezentren, die mit einem unsichtbaren Element verbunden sind: Luft oder andere gasförmigen Stoffe (weder flüssig noch fest). Hierzu gehört auch Prana, die nicht-physikalische Energie, die wir mit jedem Atemzug aufnehmen. Sie wird oft als „Lebensluft" oder Lebenskraft bezeichnet und hat ihren Sitz im Herzchakra. Außerdem ist das Herzchakra der Sitz der Winde, die negative Gefühle der niedrigeren Chakren, wie Angst, Schuld, Scham und Zorn wegblasen oder verdampfen können.

Wenn die Energie des Herzchakras frei fließt, fühlt man sich in den niedrigen Chakren geerdet, aber immer noch „frei wie ein Vogel". Man akzeptiert sich selbst, hat Vertrauen, ist mitfühlend, verzeiht anderen, ist voller Hoffnung und emotional im Gleichgewicht. Man ist imstande andere zu berühren – Berührung ist mit dem Anahata-Chakra verbunden – und erlaubt anderen Menschen und neuen Erfahrungen einen selbst zu berühren. Der Impuls zu berühren geht vom Herzen aus. Die Fähigkeit zu lieben kann man also sowohl physikalisch als auch metaphorisch definieren als die Offenheit, berührt zu werden. Obwohl dieses Denken aus Indien stammt, arbeiten Heilpraktiker vieler verschiedener Schulen mit dem Konzept des Herzzentrums und der Berührung, denn ein gesundes Herzchakra sichert eine tiefe und anhaltende Heilung: „Liebe besiegt alles."

Das Herzchakra spielt eine entscheidende Rolle bei der Realisierung von Ideen in der physischen Realität und umgekehrt. Gedanken und Ereignisse sind jedoch nicht immer positiv. Das bedeutet, dass das Herzchakra negative Gedanken in Krankheiten umsetzen kann und dass unangenehme Erfahrungen zu negativen Denkmustern führen können. Wenn der Energiefluss im Herzchakra überaktiv ist, wird die Energie zu „luftig" und verstreut sich. Dann findest du es vielleicht schwierig, wieder auf den Boden

**BEDEUTUNG DES CHAKRAS:** *nicht angezupft* **ELEMENT:** *Luft*
**KLANGSCHWINGUNG:** YAM **SINNLICHE ASSOZIATION:** *Tastsinn*

## Die Arbeit mit der Anahata-Energie

**Wenn du Meditationen in diesem Kapitel übst, helfen dir folgende Fragen zu verstehen, wie du deine Anahata-Chakra-Energie blockierst und wie du sie wieder ins Gleichgewicht bringen kannst.**

- *Gebe ich meinen Gefühlen offen, ehrlich und aus dem Herzen heraus Ausdruck? Wenn nicht warum nicht?*
- *Schaue ich auf andere, um meine emotionalen Bedürfnisse zu befriedigen? Wenn ja, warum mache ich das?*
- *Wie kann ich einen tiefen und im Herzen gefühlten Heilungsprozess in mein Leben bringen?*
- *Wie kann ich andere an diesem Heilungsprozess beteiligen?*
- *Kann ich mich nicht von negativen Erfahrungen lösen? Wie befreie ich mich?*
- *Bleibe ich in Trauer hängen? Wenn ja, wie könnte ich sie loslassen?*

der Tatsachen zurückzukehren und fühlst dich einsam. Ist deine Anahata-Chakra-Energie jedoch zu wenig aktiv, kannst du dich „schwer" und freudlos fühlen, oder du bist besitzergreifend, eifersüchtig oder egoistisch. Menschen mit einem ungleichgewichtigen Herzchakra fühlen sich oft emotional leer, gehemmt oder sogar asozial. Im physischen Körper steuert die Anahata-Energie Herz und Lungen. Wenn sie aus dem Gleichgewicht geraten, kann es zu Krankheiten wie Asthma, Lungenentzündung, chronischer Bronchitis, Lungen- oder Brustkrebs, sowie Schmerzen im oberen Rücken oder Schulterbereich kommen. Ein „gebrochenes Herz" ist ein Zeichen dafür, dass dein Herzchakra nicht funktioniert. Eine Scheidung, ein Todesfall oder Missbrauch können zu diesen Formen emotionaler Betäubung führen. Das Herzchakra schützt sich selbst vor unerträglichen Schmerzen, indem es die Kommunikation mit den anderen Chakren unterbricht. Als Resultat bleibt ein einsames Gefühl übrig, als ob man aus Luft bestünde.

Wenn man das Herzchakra mittels Meditation erweckt, entwickelt sich eine Kraft, die dich vor Negativität schützt und zu erhöhter Sensitivität für die Energien anderer und zugleich zu mehr Liebe für dich selbst führt. Vergebung, Mitgefühl und bedingungslose Liebe sind erforderlich, wenn man dieses Chakra öffnen und damit das Aufsteigen von Energie möglich machen will.

*Meditieren über ein Yantra:*

# EINSTIMMUNG IN DAS HERZCHAKRA

Beim Meditieren über das *Yantra*, das geometrische Diagramm des Herzchakras, bildet dieses Chakra den energetischen Gleichgewichtspunkt des Körpers. Wenn du die sich überschneidenden Dreiecke betrachtest, kannst du die Symmetrie zwischen Herz und Kopf, männlich und weiblich, sowie materiellen und spirituellen Wünschen fühlen.

## *Yantra-Meditation*

1 *Lege ein sauberes Tuch auf einen niedrigen Tisch und stelle die Chakra-Illustration in die Mitte, in Sitzstellung etwas unter Augenhöhe. Entzünde eine Kerze und etwas Weihrauch (siehe Seite 99).*

2 *Setze dich bequem hin und halte den Rücken gerade (siehe Seite 16). Atme 10 bis 20 Minuten tief ein und aus und lass' danach den Atem zur Ruhe kommen.*

3 *Betrachte die äußere Spitze des Bildes mit halbgeschlossenen Augen. Lasse den Blick im Uhrzeigersinn um seine 12 tiefroten Blütenblätter kreisen, die die strahlende Energie dieses Chakras darstellen. Präge dir dieses Bild ein.*

4 *Richte den Blick nach innen und betrachte den Stern, die Figur des Anahata-Elements Luft. Beobachte seine graue Farbe. Verbinde die sechs Spitzen mit den Richtungen oben, unten, rückwärts, vorwärts, rechts und links und sieh, wie sich überschneiden. Das nach oben zeigende Dreieck repräsentiert Siva, die männliche Energie, das nach unten zeigende Shakti, die aktive, kreative weibliche Energie.*

5 *Betrachte den springenden Hirsch, immer in Bewegung. Er springt mit Freude, sowie dein Herz voller Freude springt. Laut indischer Mythologie ist er aber vernarrt in seinen eigenen Geruch und rennt ihm ruhelos hinterher. Symbolisiert er vielleicht auch dich, wie du hinter weltlichen Vergnügen herrennst, während das Glück in deinem Herzen liegt?*

6 *Finde den Sanskritbuchstaben. Er spricht sich wie* YAM, *das Mantra des Elements Luft. Wiederhole es im Stillen, um deine emotionalen Knoten zu lösen und Energie zu den höheren Chakren aufsteigen zu lassen. Übe täglich 20 Minuten lang.*

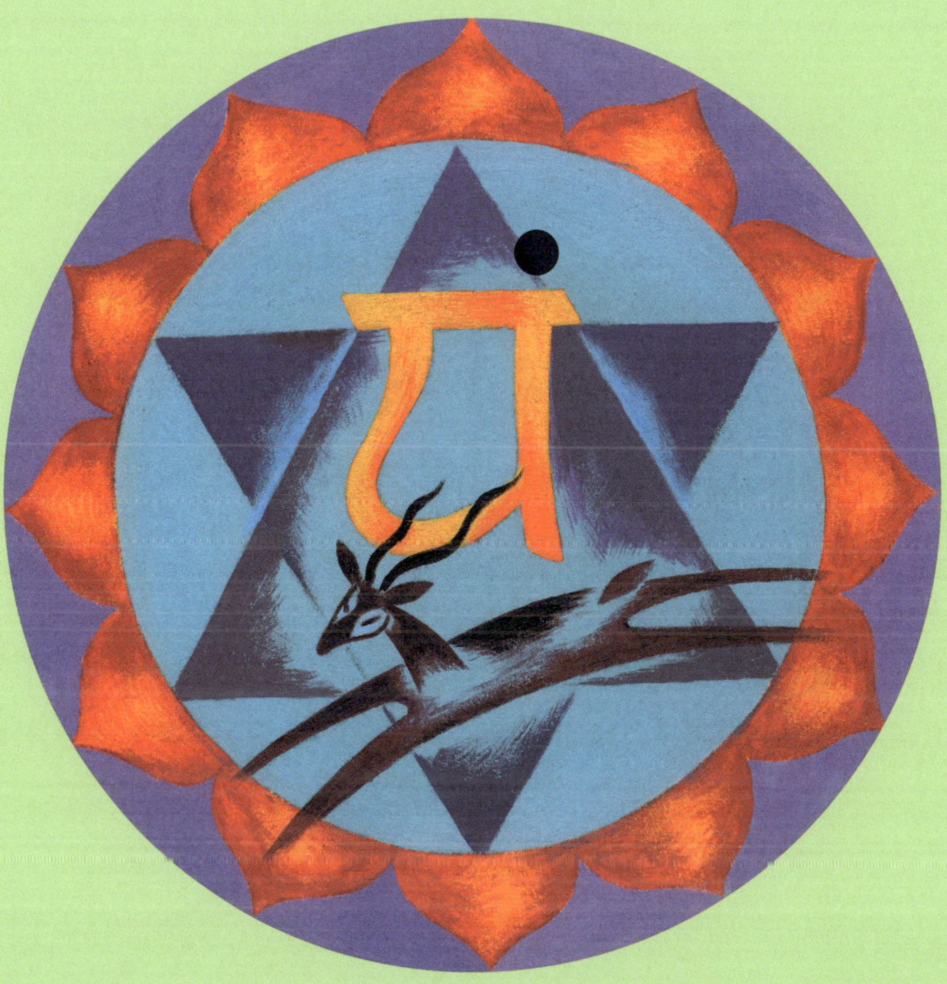

**Für Fortgeschrittene**

*Wenn dir das Yantra so vertraut ist, dass du es dir auch ohne Abbildung vorstellen kannst, dann setze dich mit geradem Rücken hin, schließe die Augen und konzentriere dich auf dein Herzzentrum. Visualisiere das obige Yantra als eine Energiestruktur in deiner Brust, dessen zwölf Strahlen voller strahlender Energie mit dem Mantra YAM nach außen strahlen.*
*30 Minuten oder länger üben.*

## *Meditation über die Elemente:*
# DAS ELEMENT LUFT

Wenn du dich vom Leben bedrückt oder erstickt fühlst, ist es Zeit für „frische Luft". Die Luftmeditation befreit die Energie beim Herzchakra und wirkt wie ein Atemzug frischer Luft. Sie hilft dir, dich mental zu befreien. Wer regelmäßig entsprechend meditiert, bekommt mehr Selbstvertrauen und Hoffnung, du entwickelst innere Schönheit und persönliche Anziehungskraft, wobei sich Geist und Körper leichter und sorgloser anfühlen.

Wie die anderen Elemente-Meditationen sollte die gegenüber abgebildete Übung vorzugsweise im Freien oder wenigstens an einem offenen Fenster durchgeführt werden. Setze dich in einen Garten oder öffne Türen und Fenster deines Meditationsraums. Fühle die Brise auf deiner Haut und höre den Wind in den Blättern. Zur Verstärkung dieses Effekts hänge Windspiele auf, ihr Klang wird dein Bewusstsein für die Bewegung des Elements Luft beim Herzchakra verstärken.

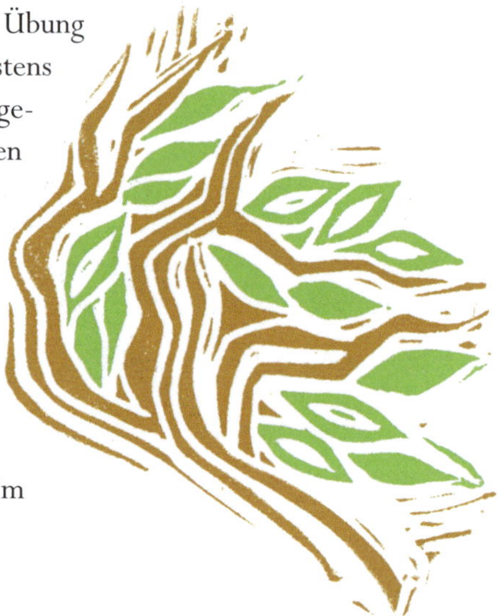

*„Das Wesen der Luft kann man sich als leuchtenden rauchgrauen Flecken vorstellen, der vom Mantra* YAM *symbolisiert wird. Hier vereint sich das Prana und der Geist sollte sich zwei Stunden lang konzentrieren können. Durch diese Luftmeditation kannst du in der Luft schweben und gehen. Wer diese Meditation übt, wird nie als Folge von Luftturbulenzen ums Leben kommen. Dies ist eine kraftvolle Übung..."*

*GHERANDA SAMHITA*, 3, 77–79

## *Luft-Meditation*

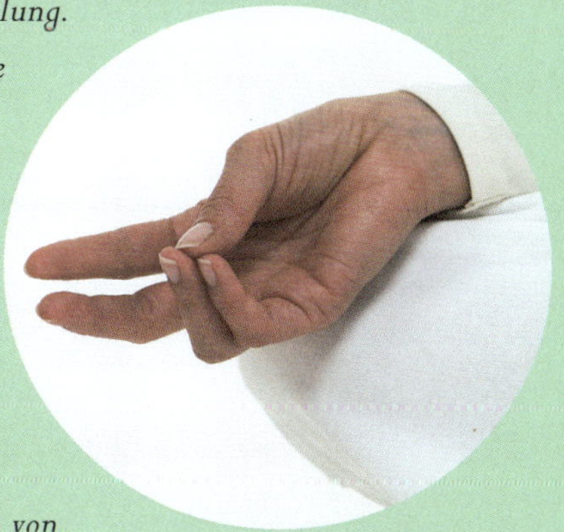

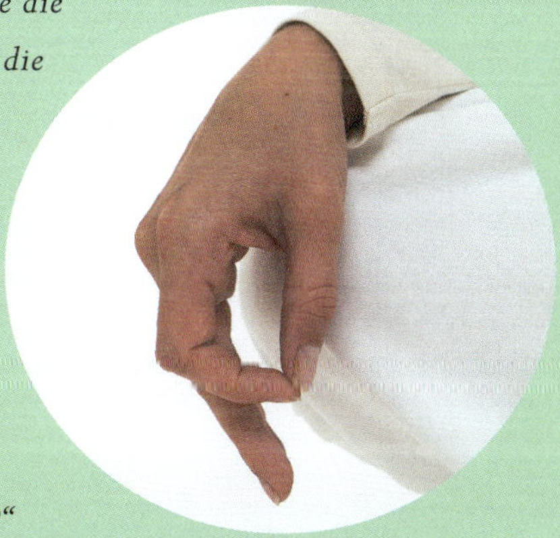

1 *Setze dich bequem in eine Meditationsstellung.*

2 *Wenn du dich zu sehr geerdet fühlst, halte deine Hände in Prana Mudra (siehe rechts), indem du die Spitze der Daumen mit den Spitzen der Ring- und kleinen Finger verbindest. Lege die Handrücken auf die Knie mit den Handflächen nach oben. Fühlst du dich zu „luftig", dann verwende das Jnana Mudra zur Erdung (siehe unten rechts), indem du die Spitzen von Daumen und Zeigefingern verbindest. Lege die Innenseite der Handgelenke auf die Knie, die Finger zeigen nach unten.*

3 *Stelle dir selbst folgende Fragen:*
*„Hängen bei mir noch alte Beziehungen in der Luft? Sollte ich sie loslassen?"*
*„Werde ich von emotionalen Wunden beherrscht?"*
*„Was sollte ich mir selbst verzeihen?"*
*„Wem muss ich verzeihen, um frei zu sein?"*

4 *Sprich eine Bestätigung, die den Wandel ausdrückt, den du brauchst. Zum Beispiel:*
*„Ich vergebe mir selbst und lasse alle Gefühle von Schuld und Verletzung hinter mir."*
*„Ich vergebe ... und bin dankbar für das, was ich gelernt habe."*
*„Mein Herz ist gewichtslos und frei von unnötigen Lasten."*
*„Ich bin voller Freude und habe deshalb viel Energie."*
*„Meine Füße sind fest verwurzelt und mein Geist ist grenzenlos wie die Luft."*

5 *Wiederhole die Bestätigung mindestens 20 Minuten lang.*

## *Chakren und Gefühle:*
# DIE ENTRÄTSELUNG DER TRAUER

Trauer ist die negative Folge eines zu „luftigen" Herzchakras. Was auch der Anlass ist, Tod, Krankheit oder eine zerbrochene Beziehung, Trauer wird von den meisten Menschen als Leere im Brustbereich empfunden. Als Liebeszentrum deines Energiesystems muss das Herzchakra von diesen negativen Emotionen befreit werden, bevor eine Heilung stattfinden kann.

Das Herzchakra ist auch der Sitz des *Vishnu Granthi*, ein Energieknoten für Trauer, Schmerz und spirituelle Blockaden (siehe Seite 33). Wenn dieser Knoten nicht gelöst wird und Trauer und innere Wunden nicht losgelassen werden, bleibt die spirituelle Energie blockiert und kann nicht in die höheren Chakren aufsteigen. Die innovative Energie wird daran gehindert nach unten durch die kreativen Zentren zu fließen. Die Visualisierung gegenüber hilft dir dabei, Knoten zu lösen. Wer Haustiere hat, sollte sie während dieser Meditation im gleichen Raum haben. Tiere wissen instinktiv, wie man Schmerz loslassen kann, sie sind wichtige Lehrer einer unbedingten Liebe. Dagegen ist es weniger zu empfehlen, kleine Kinder in der Nähe zu haben, weil sie Aufmerksamkeit beanspruchen und die Äußerung von Gefühlen behindern könnten.

### ERLÄUTERUNG ZUR VISUALISIERUNG

*Wer es schwer findet, sich emotional von Menschen zu trennen, die ihn verletzt haben, findet vielleicht Hilfe in dem Gedanken, dass diese Menschen, wenn man sie loslässt, damit nicht von den zukünftigen Konsequenzen ihrer Handlungen befreit sind. Alles bleibt im Karma. Wenn man diese Verletzung aber loslässt, wird sie durch das Gefühl der verwandtschaftlichen Verbundenheit allen Lebens ersetzt. Dies ist ein Zeichen dafür, dass sich das Anahata-Chakra öffnet und du das Mitgefühl erlebst, das unser aller Naturzustand ist.*

*„Seine Liebe war wie die freie Luft, sie umarmte alle, um zu jubeln und zu segnen."*
William Winter, *I.H. Bromley*

## *Visualisierung: Lösung des Knotens*

1 *Setze dich in einen warmen, ruhigen Raum, am besten in einen gemütlichen gepolsterten Stuhl. Entzünde einige Kerzen. Ziehe dir die Schuhe aus und mache es dir bequem.*

2 *Schließe die Augen und stelle dir dein Herz als einen zusammengewürfelten Haufen Fäden vor. Bei näherem Hinsehen wird dir deutlich, was einige dieser Fäden in deinem Leben repräsentieren. Vielleicht alte Verletzungen, an die du dich immer noch klammerst oder Trauer, die du nicht ausdrücken konntest.*

3 *Beobachte, ob einige dieser Fäden mit Menschen verbunden sind, die dein Leben verlassen haben. Vielleicht repräsentieren andere frühere Erfahrungen, die jetzt vorbei sind oder Objekte, die dir keine Schmerzen mehr bereiten? Wenn deine „Herzfäden" immer noch mit diesen Menschen, Erfahrungen und Objekten verbunden sind, so entscheide dich dazu, diese Fäden zu lösen.*

4 *Stelle dir vor, wie du jeden dieser Knoten einfach einen nach dem anderen löst und deine schmerzvollen Erinnerungen loslässt. Dir fällt auf, dass, wenn du an einem Knoten arbeitest, die anderen allmählich lose werden und sich aufzulösen beginnen. Manche Fäden brauchen nicht einmal gelöst zu werden, sondern fallen von selbst ab.*

5 *Wenn sich die Knoten lösen, spürst du, wie du dich entspannst, du bist jetzt mental und physisch weniger „zusammengeschnürt". Anstelle des früheren sinnlosen Gewirrs entdeckst du jetzt ein neues, positiveres oder einfacheres Muster.*

6 *Wiederhole diese Visualisierung so oft wie nötig. Kehre dahin zurück, wenn du dich besonders angespannt, zusammengeschnürt oder in Trauer verloren fühlst.*

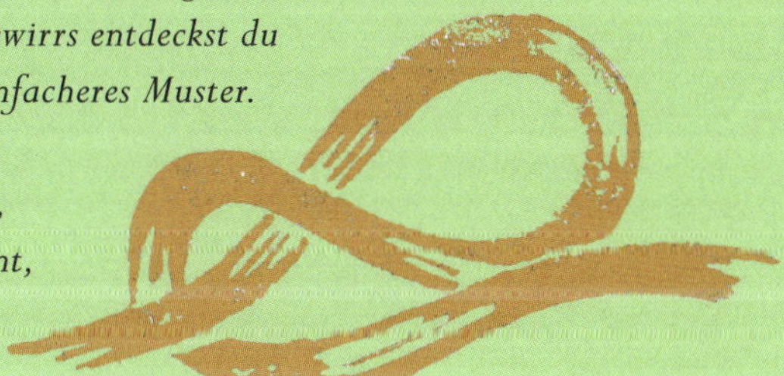

# *Metta:* ÖFFNE DEIN HERZ

Die Rose hat eine starke symbolische Verbindung mit dem Herzchakra. Im Westen gilt die Rose als schönste aller Blumen, als ein Symbol der Vollendung und Perfektion, als mystisches Zentrum und als Symbol des Herzens schlechthin. Die folgende Rosenmeditation ähnelt einer der wichtigsten buddhistischen Meditationsübungen, die unter dem Namen *Metta* bekannt ist: „liebevolle Güte". Die Metta-Meditation öffnet dein Herz, entwickelt die Konzentration und hilft dir dabei, das „Zentrum deines Herzens" kennenzulernen. Wenn du diese einfache aber wirkungsvolle Meditation täglich übst, kann dies zur Heilung früherer Traumata und der damit verbundenen emotionalen Erleichterung führen.

## *Rosenmeditation*

1 *Stelle eine Rose auf ein Tuch auf einen niedrigen Tisch und setze dich in einer bequemen meditativen Haltung davor hin, am besten mit gekreuzten Beinen und geradem Rücken. Atme tief ein und aus und lass' den Atem danach zur Ruhe kommen.*

2 *Betrachte die Rose und atme ihren Duft ein. Dann schau dir die Anordnung der Blütenblätter an, die in einer Spirale aus dem Zentrum der Blüte kommen. Denke einige Minuten lang an die Rose als Symbol für ewige, unbedingte Liebe.*

3 *Schließe die Augen und bringe deine Aufmerksamkeit zum Zentrum deiner Brust. Stelle dir vor, dass sich dort eine ungeöffnete Rosenknospe befindet. Beobachte genau, wie sich die Knospe langsam öffnet, und wie jedes der Blütenblätter sich in einem Spiralmuster entfaltet. Staune über ihre Schönheit, Duft und Farbe.*

4 *Während sich die Blüte in dir öffnet, fühle wie sich gleichzeitig dein Herzzentrum öffnet. Empfinde die heilende Wärme aus deinem Herzen,*

*„Die Rose spricht still von Liebe, in einer Sprache, die nur das Herz kennt."*
(ANONYM)

*die ein Wohlgefühl im ganzen Körper erzeugt.*

5 *Während du die sich öffnende Blüte betrachtest, kommen dir vielleicht Worte in den Sinn. Falls nicht, dann denke an die Gefühle, die du erfährst und wähle die richtigen Worte, um sie auszudrücken. Wiederhole im Stillen diese positiven Bestätigungen, oder verwende folgende Ausdrücke:*

*„Möge ich glücklich sein."*
*„Möge ich gesund sein."*
*„Möge ich leicht leben."*
*„Möge ich frei von Krankheiten sein."*

*In den ersten Tagen der Meditation reichen die ersten vier Stufen. Gib dir für die Schritte 1 bis 4 ca. 20 Minuten Zeit.*

6 *Nach einigen Tagen führe die Meditation der Schritte 1 bis 5 weiter und stelle dir das Gesicht einer geliebten Person vor. Es kann ein Freund oder ein Familienmitglied sein. Fühle deren Gegenwart, dann richte folgende Worte liebevoller Güte an diese Person: „Möge... glücklich sein. Möge ... gesund sein. Möge ... leicht leben."*

7 *Nach einiger Zeit rufe dir jemand in Erinnerung von dem du weißt, dass er es momentan nicht leicht hat im Leben. Stelle dir die Wärme deines Herzens vor, die zu dieser Person ausstrahlt. Wiederhole im Geist dieselben Worte: „Möge ... glücklich sein. Möge ... gesund sein. Möge ... leicht leben."*

8 *Schließlich denke an jemanden, der dich verletzt hat oder den du nicht magst. Fühle, wie dein Herz Mitgefühl zu dieser Person ausstrahlt. Wiederhole im Geist dieselben Sätze: „Möge .... glücklich sein. Möge .... leicht leben."*

9 *Wenn sich dein Herzchakra öffnet, könnten Erinnerungen an früheren Schmerz wieder hochkommen. Sei dabei dein eigener Lehrer. Du kannst die Meditation beenden, indem du das Sanskrit Mantra* Lokah samasta sukhino bhavantu, *rezitierst: „Mögen alle Geschöpfe überall frei und glücklich sein."*

## *Hilfsmittel zur Arbeit mit der*
## ANAHATA-ENERGIE

Die hier beschriebenen Mittel helfen dir dabei dein Herzzentrum zu öffnen. Es ist wichtig, täglich in das Herzchakra hinein zu hören und deine Gefühle und Sorgen in einem Tagebuch festzuhalten. Wenn du schwanger bist oder medizinische Probleme hast, solltest du einen Arzt fragen bevor du ätherische Öle oder Kräuter verwendest.

### *Blütenessenzen*

Nimm vor Beginn der Meditation vier Tropfen Blütenessenz unter die Zunge oder nimm sie mit Wasser.

- **Kalifornische Wildrose** hilft dir, dich selbst mit ganzem Herzen zu verströmen.
- **Chicorée** führt irregeführte Liebe über in Energie.
- **Heidekraut** hilft dir zu erkennen, dass du von eigenen Problemen absorbiert bist, es hilft dir, anderen Mitgefühl zu zeigen.
- **Stechpalme** erweitert das Herzchakra , lehrt dich universelle Liebe und beseitigt eingebildete Grenzen, die dich von anderen trennen.
- **Wasserfeder** hilft dir, dich zu öffnen.

### *Ätherische Öle*

Für ein Bad vor der Meditation mische 3 bis 5 Tropfen ätherisches Öl mit einem Teelöffel Jojoba, Süßmandel oder Olivenöl und gib dies ins einlaufende Wasser.

- **Orangenblüte** lindert emotionale Erschöpfung, hilft dabei, beschädigte Verbindungen zwischen Herz und Geist zu verbessern.
- **Rose** verstärkt Mitgefühl und Trost in sorgenvollen Zeiten.
- **Bergamotte** öffnet das Herzchakra, wenn es von Kummer verschlossen ist und weckt Freude an deinen Talenten (Benutze FCF-Grad).

---

*„Ständige Konzentration auf das Herzchakra führt zu einer vollständigen Einsicht in die Natur des Geistes.“*

Patanjali, *Yoga Sutras*, 3.34

- **Jasmin** regt das Herzchakra an, die Energie von höheren und niedrigen Chakren in Balance zu halten.
- **Lilien-Essenz** unterstützt das Verzeihen, hilft dir, die Unschuld und Süße der Jugend wieder zu fangen (nur wenn du bereit bist).
- **Lavendel** fördert emotionales Gleichgewicht, erdet dich im physischen Körper, erleichtert die Verbindung mit dem Spirituellen.
- **Rosmarin** verbindet dich mit göttlicher weibliche Energie, die das Herz öffnet und hilft dir, ohne Trauer an Verstorbene zu denken.

## *Kristalle, Edelsteine und Steine*

Du kannst sie als Schmuck tragen, sie neben den Chakras aufstellen oder vor der Meditation einfach in der Hand halten.

- **Rosenquarz** gemischt mit einem Tropfen Rosenöl fördert Mitgefühl
- **Boji-Stein** steigert Freude und kraftvolle heilende Energie.
- **Malachit** gemischt mit ein bis zwei Tropfen schwarzem Pfeffer, Karottensamen und Weißöl befreit den Energiefluss zum Herzen.
- **Grüner Turmalin** erleichtert das Herz, befreit von rigiden Erwartungen.
- **Opal** legt verborgene Emotionen frei, regt sowohl die maskuline Sonnenenergie als auch die weibliche Mondenergie an.
- **Rubin** heilt emotionale Wunden durch Beruhigung und Stärkung der Herzenergie und hilft Sorgen loszulassen.

## *Räucherwaren*

- **Mädesüss** steigert die Fähigkeit zu lieben und beruhigt den Geist.
- **Nag Champa** hebt das Gemüt und ätherische Qualitäten.
- **Iriswurzel** lüftet den Schleier deiner Emotionen.

## *Nahrungsmittel für Herzenergie*

Versuche außer grünem Tee, Gemüse mit grünen Blättern und roten Äpfeln auch einmal:

- **frische Kräuter:** Basilikum, Koriander, Majoran, Oregano und Petersilie
- **Lotussamen (Lotusnüsse)**: öffnen das Herz und verstärken die Andacht.

## *YOGA ASANAS FÜR ANAHATA-ENERGIE*

Die folgenden Yogaübungen helfen dir, das Herzchakra zu öffnen. Integriere sie in die regulären Übungen oder übe sie vor der Meditation. Die Rückenbeugen, die nicht abgebildet sind, sind ebenfalls nützlich, wie zum Beispiel die *Salabhasana* (die Heuschrecke) und *Urdhva Dhanasurasana* (Bogenhaltung). Es sollte außerdem noch Zeit bleiben für Umarmung, Gebet, Yoga-Atemübungen und selbstloses Dienen.

### *Dhanurasana:* Bogenhaltung (a)

1 *Liege auf dem Bauch, beuge die Knie und ergreife die Fersen.*
2 *Atme ein und hebe Kopf, Brust und Beine weg vom Boden. Halte die Ellenbogen gerade und versuche die Beine so hoch wie möglich zu heben.*
3 *Schau nach oben und halte es 30 Sekunden. 2- bis 3-mal wiederholen.*

### *Ustrasana:* Kamel (b)

1 *Setze dich auf die Fersen. Strecke die Arme zurück und halte die Fersen fest.*
2 *Hebe die Hüften so hoch wie möglich und bringe sie nach vorn. Fühle, wie dein Herzchakra zum Himmel zeigt. Lege den Kopf zurück.*
3 *Bleibe 10 bis 30 Sekunden in dieser Haltung, bevor du dich wieder entspannst.*

### *Hanumanasana:* Affenhaltung (c)

1 *Wenn du beweglich genug bist, schiebe einen Fuß nach vorn und den anderen zurück, bis du vom Boden gestützt wird. Lege ein Kissen unter die Leistengegend falls erforderlich. Eine einfachere Alternative: Knie nieder, dann schiebe den linken Fuß nach vorn.*
2 *Bringe die Handflächen vor dem Herzchakra zusammen. Stelle dir den Hindu-Affengott vor, der seine Brust öffnet, um Gott in seinem Herzen zu enthüllen. 30 bis 60 Sekunden in dieser Haltung bleiben, dann auf der anderen Seite wiederholen.*

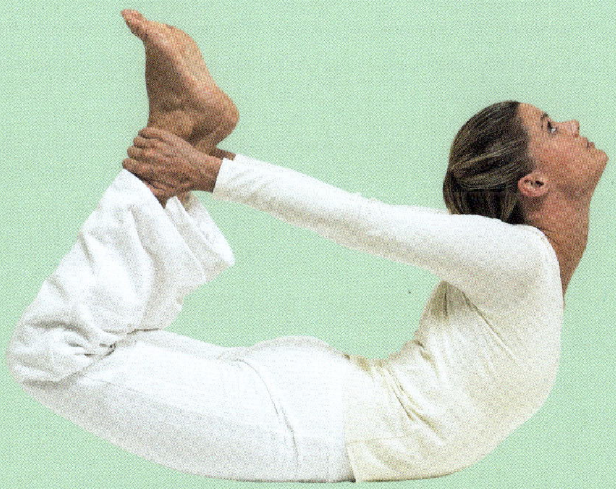

ⓐ

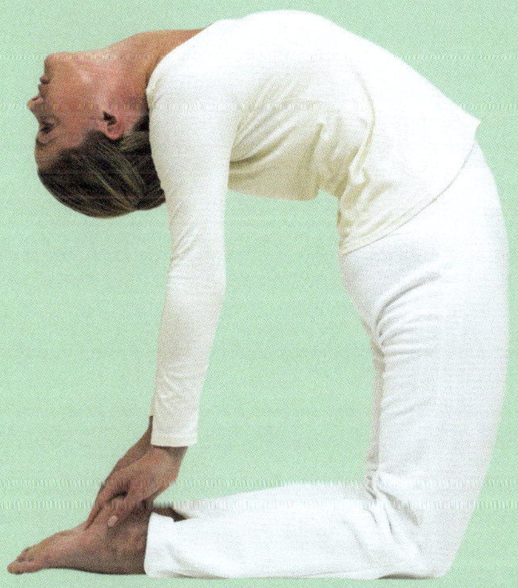

ⓑ

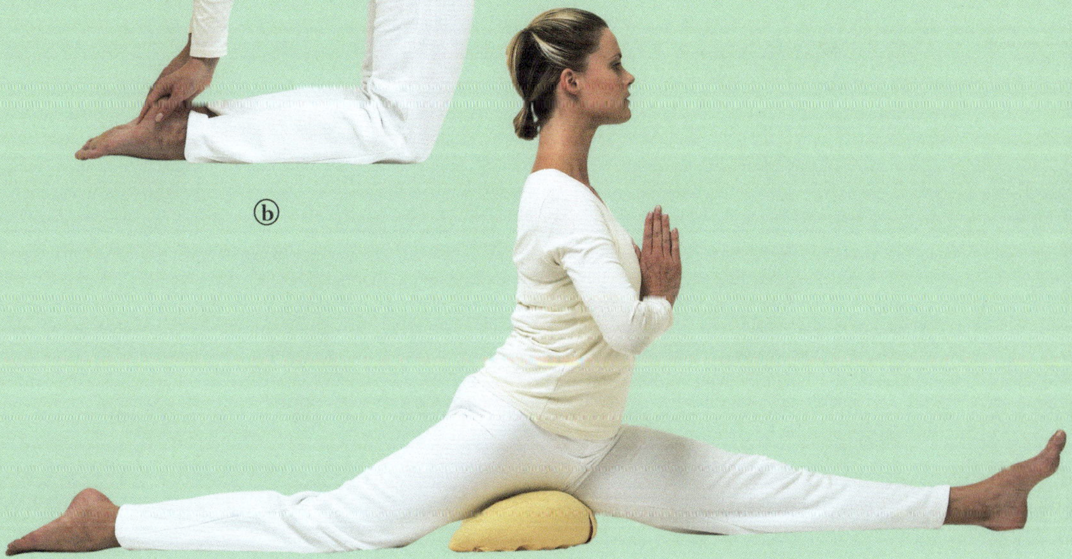

ⓒ

## *Kleinere Chakren:*
# DIE HÄNDE AKTIVIEREN

Wenn man stolpert und sich verletzt, reibt man sich den schmerzenden Körperteil, ohne dabei nachzudenken. Diese instinktive Handlung aktiviert ein weniger bekanntes Chakra auf den Handflächen, das einen Strom heilender Energie aus dem Herzchakra anregt. Das Handchakra gilt als eins der kleineren Chakren, ist aber in energetischer Hinsicht sehr bedeutsam. Es fungiert als wichtige Antenne, ohne deren Hilfe es schwierig wäre, energetische Informationen aus der Welt empfangen und senden zu können.

Wenn man das Handchakra anregt oder aktiviert, wird es sensibilisiert und verstärkt das Bewusstsein der eigenen Energiefelder. Man kann diese Sensibilisierung so lange weiter entwickeln, bis man die Fähigkeit zur Energieheilung erwirbt. Die folgende Meditation ist der Anfang dieses Prozesses.

### *Handchakra-Meditation*

1 *Strecke die Arme im Sitzen oder Stehen nach vorn, parallel zum Boden und mit geradem Ellenbogen. Drehe den rechten Arm so, dass die rechte Handfläche nach oben und die linke nach unten zeigt (siehe unten links).*

2 *Balle schnell die Fäuste und öffne sie wieder, öffne und schließe die Hände 20- bis 30-mal.*

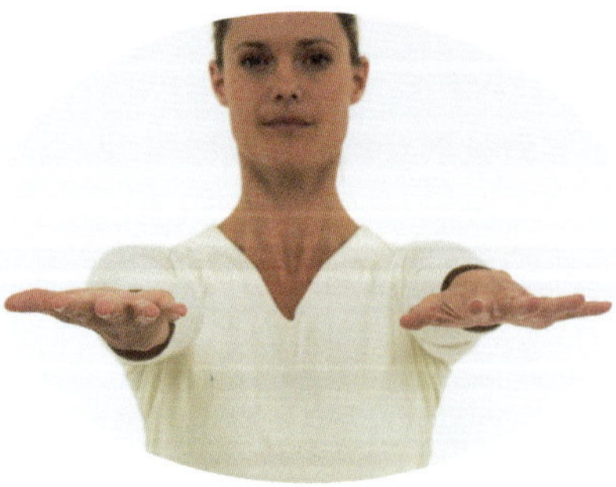

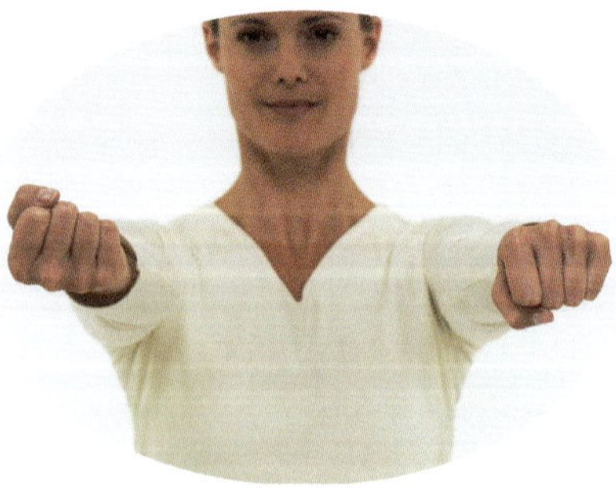

3 *Drehe die Hände um, so dass die nach unten gerichtete Handfläche nach oben zeigt und andersherum. Wiederhole die schnelle Bewegung des Öffnens und Schließens.*

4 *Dann drehe die gegenüberliegenden Handflächen, halte sie offen und hohl (siehe rechts). Bewege die Hände mit den Handflächen langsam aufeinander zu. Wenn sie ca. 10 cm voneinander entfernt sind, versuche, ob du eine „Energiekugel" zwischen ihnen fühlen kannst. (Nicht zu verwechseln mit Körperwärme, es fühlt sich eher an wie ein Magnetfeld, das zwischen den Handflächen fließt.)*

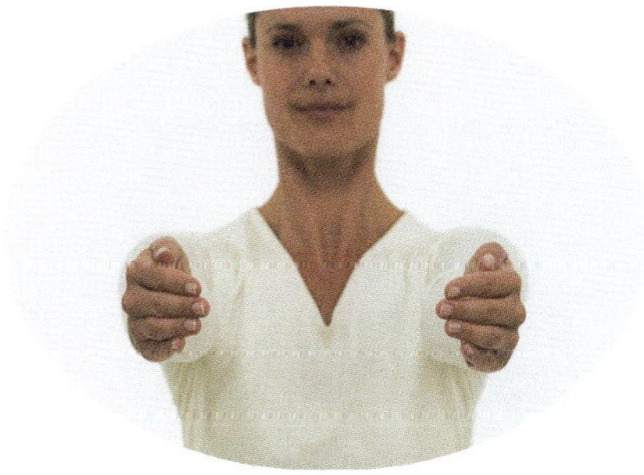

5 *Bewege die Handflächen auseinander und wieder zusammen. Versuche, die Energie zwischen den Händen hin- und her tanzen zu lassen.*

6 *Schließlich halte eine Handfläche vor dein Herzchakra, 10 bis 12 cm vor dem Körper. Schließe die Augen und bewege die Hand im Uhrzeigersinn im Kreis. Nach einigen Minuten andersherum drehen.*

7 *Bewege die Hand 2,5 bis 5 cm näher hin zur Brust und wiederhole die Kreisbewegung. Dann nimm die andere Hand. Versuche, die direkte Verbindung zwischen dem Energiezentrum in den Händen und dem Herzchakra zu spüren und beende dann die Meditation.*

## Variationen zu dieser Übung

*Um die Chakren in den Handflächen weiter zu öffnen, mische einen Tropfen ätherisches Rosen- und/oder Lavendelöl mit einem Teelöffel süßem Mandelöl und reibe die Handflächen damit ein (Hinweise auf S. 4 beachten). Rosenöl verbindet die Hände mit dem Herzen und hilft dir, die Energie der Liebe zu lenken. Lavendel erhöht die Sensibilität für die Energieschwingungen anderer Menschen. Du kannst auch andere Übungen zur Sensibilisierung der Handchakren ausprobieren, wie Klatschen, Kung Fu, Reiki, therapeutische Berührungen oder das Handauflegen.*

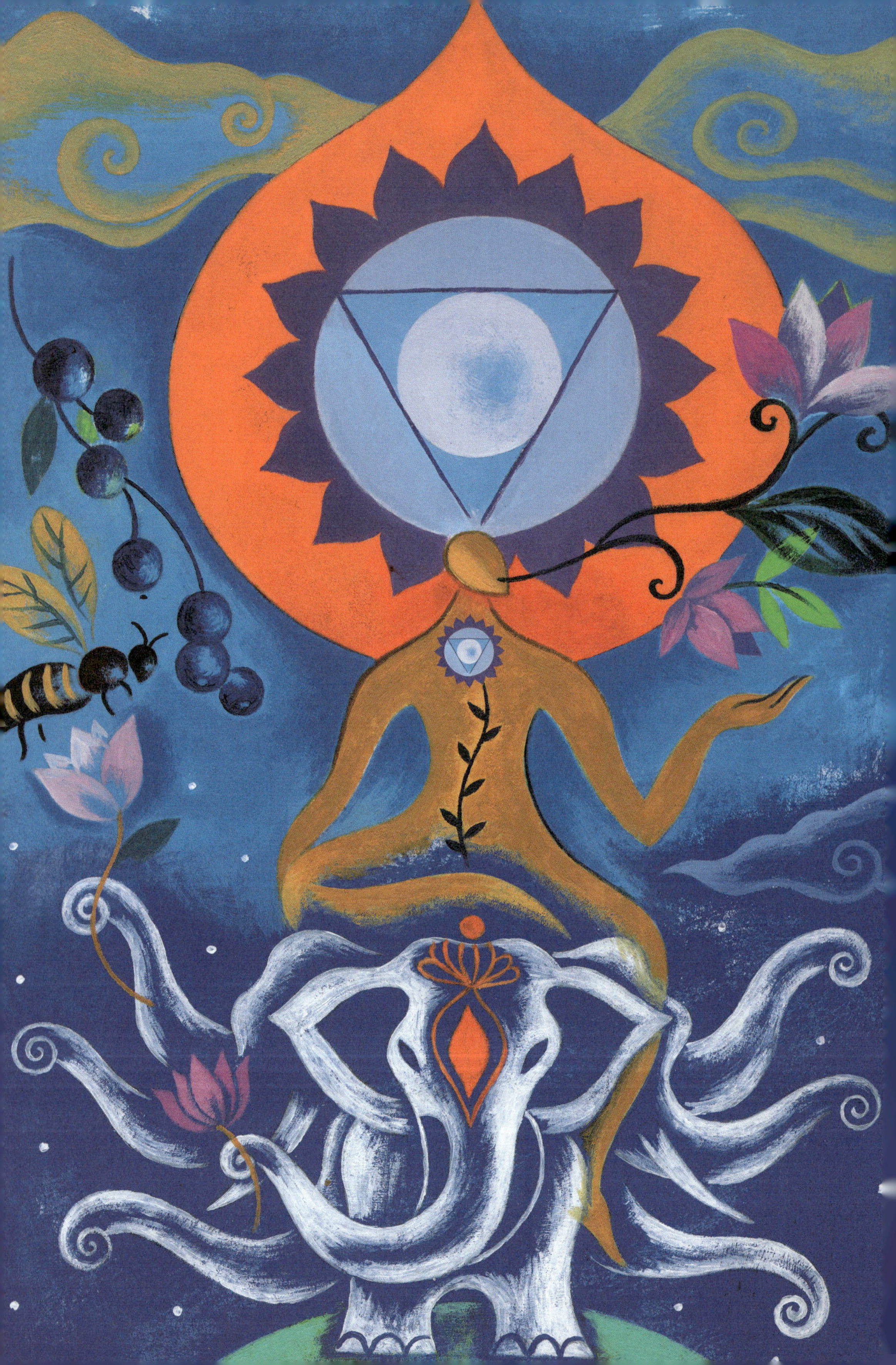

Kapitel 5

# VISHUDDHA-CHAKRA

## Dein Kommunikationszentrum

*Das Vishuddha- oder Kehlkopfchakra ist die Brücke zwischen Herz und Geist. Ein kreativer Impuls im Geist kann sich nur in der Welt manifestieren, wenn man ihn in Worte fasst. Hierzu braucht man Vishuddha-Energie. Wenn diese Kommunikationsbrücke blockiert ist, werden die Impulse „erstickt" und Gedanken, Hoffnungen und Träume können nicht durch das Chakra-System wandern („zu Herzen genommen werden") und verwirklicht werden.*

*Die wörtliche Übersetzung des Sanskrit-Wortes* Vishuddha *lautet „der reine Ort". Dieses Chakra steuert den Willen, die Entscheidungskraft und den Wahrheitssinn. Hier übernimmt man Verantwortung für Entscheidungen und steht für das ein, woran man glaubt. Hier entsteht auch die spirituelle „Stimme". Die Meditationen in diesem Kapitel zeigen, wie wichtig es ist, die Wahrheit im Herzen und die Gedanken im Geist zum Ausdruck zu bringen.*

# DAS VISHUDDHA-CHAKRA

Weiter in den Chakren aufsteigend, erreichen wir das letzte Chakra, das mit einem physischen Element verbunden ist: das Kehlkopfchakra, zu dem das Element *Akasha* gehört. Dieses Sanskritwort wird mit „Äther“, „grenzenloser Raum“ oder „Himmel“ übersetzt (symbolisiert durch die Farbe Blau). Dieses Element ist Materie in seiner reinsten Form und durchdringt nicht nur dieses Chakra, sondern alle Chakren, die wir bisher betrachtet haben. Äther, das Element des Anahata-Chakras, findet sich auch in den anderen Elementen: Feuer enthält Luft und Äther, Wasser enthält Feuer, Luft und Äther, und die Erde des Muladhara-Chakras enthält Wasser, Feuer, Erde und Äther. Nur Äther selbst ist ungemischt. Es reicht durch das ganze Chakra-System und berührt das reine Bewusstsein.

Der zum Kehlkopfchakra gehörende Sinn ist das Hören (Äther ist das Medium für Klang und Schwingung). Zum Öffnen des Kehlkopfchakras reicht es nicht, nur anderen zuzuhören und Empathie zu entwickeln, sondern man muss sich auch auf das eigene Herz einstimmen und lernen, Zeit in Stille zu verbringen. Die Arbeit mit dem Vishuddha-Chakra lehrt, Stille als goldene Kraft voller Bedeutung zu erleben, aber gleichzeitig mit dem Kommando „sei still“ das Kehlkopfchakra zu blockieren.

Wenn dein Kehlkopfchakra offen und im Gleichgewicht ist, kannst du deinen Glauben, deine Kreativität und deine emotionalen Bedürfnisse offen und ohne Angst vor der Meinung anderer äußern. Eine Blockade jedoch stört deine Kommunikationsfähigkeit: Du sprichst nur noch halbe Wahrheiten oder Unwahrheiten, sogar unbewusst, du gibst dich tapfer, anstelle dass du deinen inneren Aufruhr oder deine Enttäuschung äußerst. Dies behindert nicht nur die Kommunikation, sondern erstickt auch deine Fähigkeit, für das was du glaubst einzustehen und deine Träume

**BEDEUTUNG DES CHAKRAS:** *der reine Ort* **ELEMENT:** *Äther (Weltraum)*
**KLANGSCHWINGUNG:** HAM **SINNLICHE ASSOZIATION:** *Hören*

Früchte tragen zu lassen. Andererseits kann eine Sturzflut von Worten deine Vishuddha-Energie austrocknen. Wenn die Kommunikation blockiert wird, kann das Vishuddha-Chakra sogar zum Sitz von Suchtverhalten werden. Viele schlechte Angewohnheiten haben Verbindungen zur Kehle, zum Beispiel lästern, übermäßiges essen, rauchen und Alkoholismus. Zwanghaftes Verhalten kann auch aus der Unfähigkeit entstehen, Energie aufzunehmen und in gesunder Weise zu kommunizieren.

Im physischen Körper regiert das Kehlkopfchakra die Organe für Kommunikation und künstlerische Tätigkeit, also Mund, Zunge, Kehle, Ohren, Augen und Hände. Fehlende Balance in diesem Chakra spielt eine Rolle bei Sprechproblemen, Essstörungen, Stresssymptomen und sogar bei Taubheit. Die Stimulierung des Kehlkopfchakras macht die Stimme melodischer, steigert die Sprechfähigkeit, die Fähigkeit zu dichten und die Fähigkeit das geschriebene Wort zu interpretieren, Botschaften in Träumen zu verstehen und ein guter Lehrer zu sein, vor allem auf spirituellem Gebiet. Das Vishuddha-Chakra wird vom Planeten Jupiter regiert, der in der indischen Tradition den Lehrer symbolisiert. Intensive Meditation über das Kehlkopfchakra gibt dir die Fähigkeit, den Kern der großen Überlieferungen der Welt zu verstehen. Sie bringt dir Wissen über Vergangenheit, Gegenwart und Zukunft, und die Fähigkeit diese Weisheit weiterzugeben.

## Die Arbeit mit der Vishuddha-Energie

**Bei den Meditationen in diesem Kapitel stelle dir folgende Fragen. Sie helfen dir einzusehen, wie du die Vishuddha-Energie blockierst und wie du sie wieder ins Gleichgewicht bringen kannst.**

- *Passiert es oft, dass ich Versprechen nicht einhalte? Was kann ich dagegen tun?*
- *Verletze ich mit meinen Worten andere, oder verwende ich sie dazu, andere zu stärken?*
- *Bin ich ehrlich, wenn ich spreche? Wenn nicht, wie kann ich damit beginnen?*
- *Lästere ich manchmal über andere? Wenn ja, warum tue ich das?*

## *Meditation über ein Yantra:*

# EINSTIMMUNG AUF DEIN KEHLKOPFCHAKRA

Wenn du das Yantra dieses Chakras studierst, dann denke zurück an den schwarzen Elefanten des Wurzelchakras (siehe Seite 39), der die feste physische Welt symbolisiert. Spüre, wie der weiße Elefant den Äther symbolisiert, der die wichtigsten Elemente der niedrigeren Chakren und materiellen Welt auflöst, reinigt und miteinander vereinigt.

### Yantra-Meditation

1 *Lege ein sauberes Tuch auf einen niedrigen Tisch und stelle die Chakra-Illustration in Sitzstellung etwas unter Augenhöhe. Entzünde eine Kerze und etwas Weihrauch (siehe Seite 119).*

2 *Setze dich bequem, aber aufrecht hin, und halte den Rücken gerade (siehe Seite 16). Atme 10- bis 20-mal tief ein und aus.*

3 *Betrachte mit halb geschlossenen Augen eines der 16 grau-violetten Blütenblätter (jedes Blütenblatt enthält einen Vokal des Sanskritalphabets). In der indischen Symbolik ist 16 die heilige Zahl der göttlichen Mutter. Im Kehlkopfchakra gilt sie als Vak oder Vani Devi, die Personifizierung der Sprache. Das Wort* Vishuddha *bedeutet „rein".*

4 *Schau jetzt nach innen auf das nach unten zeigende Dreieck. Es symbolisiert die Energie der niedrigeren Chakren, die durch den Kehlkopf zu den höheren Zentren geführt wird.*

5 *Schau nach innen auf den Kreis, der den Äther symbolisiert, das Element des Kehlkopfchakras. Dieser Kreis steht für die heilige Leere, die hinter den Elementen liegt. In der Mitte des Kreises steht Airavata, der Elefant mit vier Stoßzähnen aus dem indischen Mythos. Er greift mit seinen sieben Rüsseln nach unten, um die Elemente der physikalischen Welt in die Wolken zu heben und damit Himmel und Erde miteinander zu verbinden.*

6 *Schließlich bringe den Blick von dem weißen und himmelsblauen Kreis zu den Sanskritzeichen. Man spricht sie als* HAM *, das Mantra des Äthers. Wiederhole es im Stillen und denke an Hamsa, den weißen Schwan, der den göttlichen Geist symbolisiert. Nach der Meditation, die mindestens 20 Minuten dauern sollte, öffne die Augen. Täglich wiederholen.*

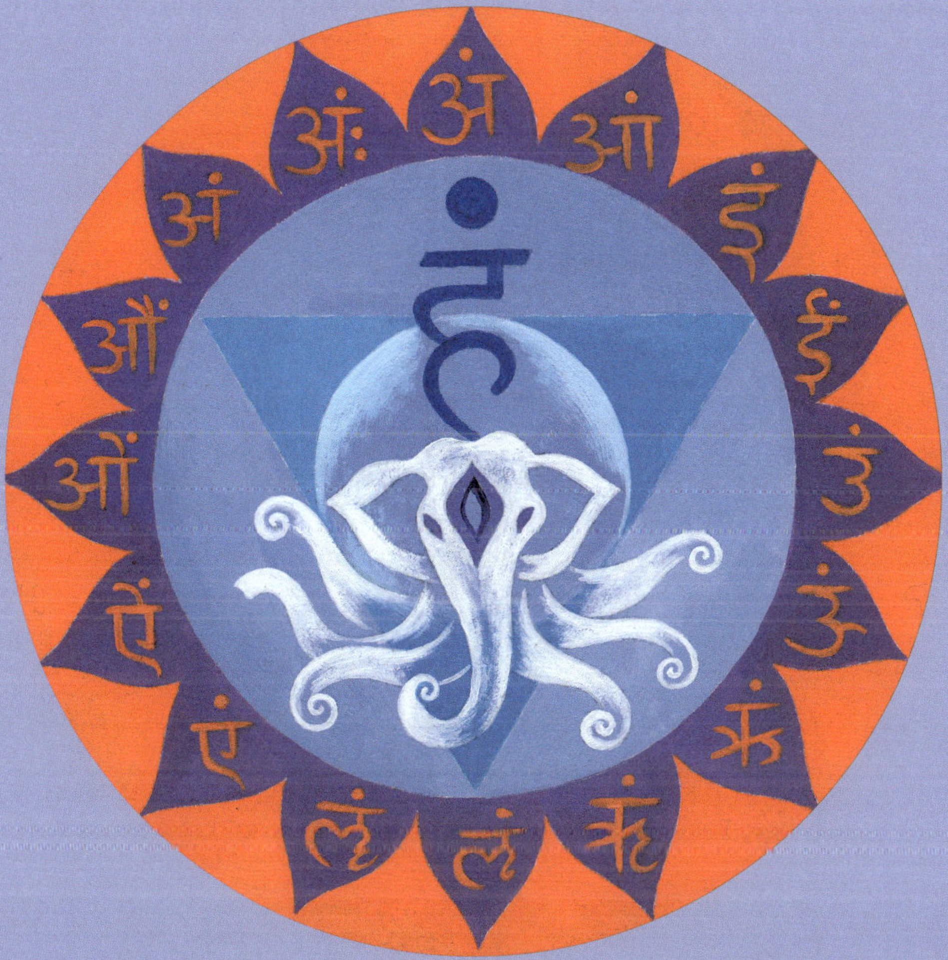


**Für Fortgeschrittene**

*Wenn dir das Yantra so vertraut ist, dass du es dir auch ohne Abbildung vorstellen kannst, dann setze dich mit geradem Rücken hin, schließe die Augen und konzentriere dich auf deinen Kehlkopf. Visualisiere das Yantra als ein Muster voller Energie, das Strahlen und das Mantra HAM ausstrahlt. Mindestens 30 Minuten meditieren.*

## *Meditation über die Elemente:*
## DAS ELEMENT ÄTHER

Die tiefe Meditation über den Äther in Form des Himmels – das Element des Vishudda-Chakras – verstärkt mentale Stabilität und Kraft, bringt dir Wissen, das über das geschriebene Wort hinausreicht und erhöht deine Fähigkeit zu lehren und Klarheit zu schaffen. Dabei wird dir langsam bewusst, dass es in dir selbst einen unendlichen Raum gibt, wie der Himmel, der sich unendlich hoch über der Erdatmosphäre erstreckt. Erlaube es dir, dich unbegrenzten Möglichkeiten zu öffnen.

Die gegenüber abgebildete Meditation ist nützlich, wenn du dich eingeschränkt oder blockiert fühlst. Sie wird am besten im Freien an einem klaren Tag mit Blick auf den Himmel durchgeführt. Du kannst aber auch drinnen sitzen und aus dem Fenster schauen.

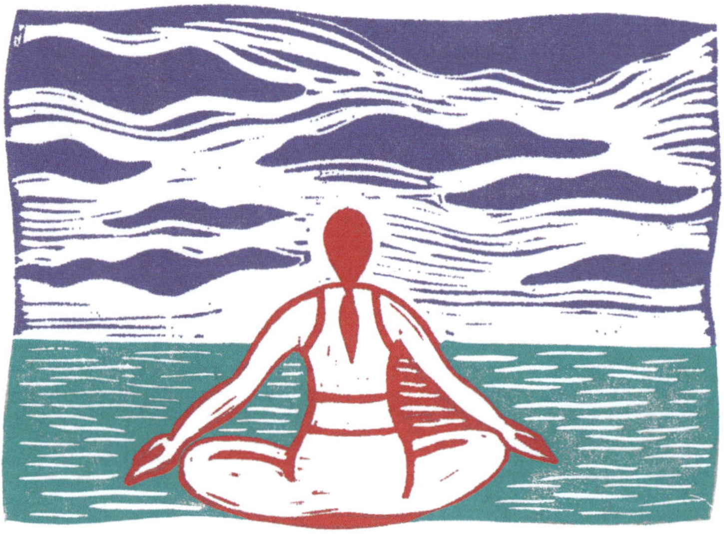

*„Die Quintessenz des Äthers liegt darin, dass er den Himmel visualisiert, der so klar und leuchtend ist, wie das reine Wasser des Ozeans. Das Mantra lautet* HAM. *Richtet man den Geist zwei Stunden lang auf dieses Element, so öffnen sich die Tore der Befreiung."*
*GHERANDA SAMHITA*, 3.80–81

## *Äther-Meditation*

1 *Nimm eine bequeme Haltung ein, am besten mit gekreuzten Beinen und geradem Rücken.*

2 *Blicke zum Himmel und sei dir bewusst, dass er das Element Äther mit grenzenlosem Raum repräsentiert. Obwohl der Himmel eigentlich farblos ist, fällt dir auf, wie sein Blau der Farbe des Kehlkopfchakras entspricht.*

3 *Jetzt beobachte deinen Atem. Atme Spannung aus und Stärke ein. Sei dir der Körperteile bewusst, die im Kontakt zum Boden stehen. Richte deinen Atem hierhin und beobachte, was geschieht. Fühle, wie du dich selbst nach unten ausdehnst. Dabei kannst du Schwere erleben, oder eine so extreme Leichtigkeit, dass du zu schweben meinst.*

4 *Jetzt werde dir deiner linken Körperseite bewusst und fühle, wie die Energie hierhin ausstrahlt. Sende den Atem in das linke Bein, Arme, Hals, Wange und in die Schläfe. Fühle, wie du dich nach links ausdehnst.*

5 *Dann richte die Aufmerksamkeit auf deine rechte Körperseite und fühle die Energie hierhin ausstrahlen. Lenke den Atem und fühle, wie du dich nach rechts ausdehnst.*

6 *Dieses Mal konzentriere dich auf die Rückseite deines Körpers. Fühle, wie die Energie von unten nach oben ausstrahlt: vom Gesäß hinauf in den Rücken, in die Arme bis zum Ende des Halses und in den Hinterkopf. Schicke den Atem in diese Körperteile und fühle, wie du dich nach hinten ausdehnst.*

7 *Jetzt fühle die Vorderseite deines Körpers. Beobachte, wie die Energie in Beine, Bauch, Brust, Arme, Kehle und ins Gesicht ausstrahlt. Sende den Atem in diese Körperteile und fühle, wie du dich nach vorne hin ausdehnst.*

8 *Beobachte, wie die Energie in die oberen Teile deines Körpers strömt. Atme in die Schultern, Kopf und Haare. Fühle die Ausdehnung nach oben.*

9 *Schließlich fühle, wie du dich selbst in alle Richtungen ausdehnst. Sei dir bewusst, dass du vom Äther durchdrungen wirst. Wiederhole die Bestätigung „Ich bin eins mit dem Universum", bis du fühlst, dass dich nichts mehr begrenzt.*

## *Mauna:*
## DIE STILLE BEOBACHTEN

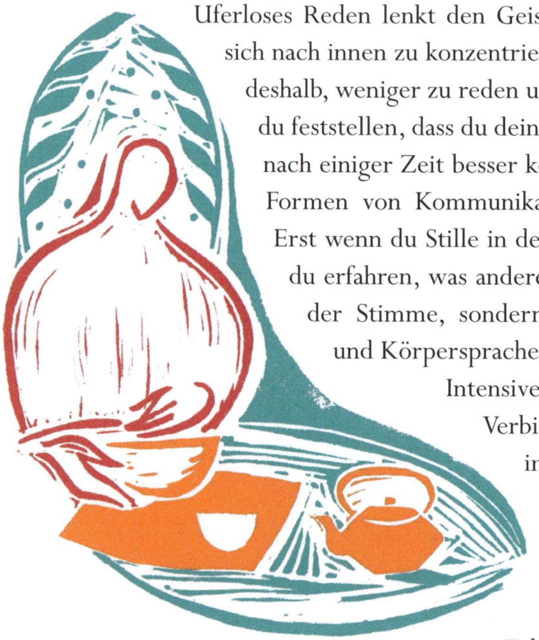

Uferloses Reden lenkt den Geist ab und macht es schwieriger, sich nach innen zu konzentrieren und zu meditieren. Versuche deshalb, weniger zu reden und mehr zuzuhören. Dabei wirst du feststellen, dass du deine Sinnesorgane und deinen Geist nach einiger Zeit besser kontrollieren kannst und dass alle Formen von Kommunikation bedeutungsvoller werden. Erst wenn du Stille in deinen Geist gebracht hast, kannst du erfahren, was andere wirklich sagen – nicht nur mit der Stimme, sondern auch durch Gesichtsausdruck und Körpersprache.

Intensives Zuhören ermöglicht eine tiefe Verbindung mit anderen Menschen im Kehlkopfchakra und verstärkt die mitfühlenden Verbindungen zum Herzchakra. Die kraftvolle Übung des Stillseins (Sanskrit *Mouna*) hilft dir bei der Erhaltung, Reinigung und Stärkung der Energie deines Kehlkopfchakras. Wenn du die gegenüber abgebildete Moura-Meditation durchführst, kannst du durch Selbstanalyse sehen, ob deine Worte mit deinen Taten übereinstimmen und mit deinen Gedanken harmonieren.

*"Man sollte die Wahrheit sagen und diese freundlich aussprechen; man sollte die Wahrheit weder auf eine unangenehme Art sagen, noch sollte man die Unwahrheit sprechen, weil es angenehm ist; das ist das ewige Gesetz."*

*MANUS GESETZE*

## *Mouna-Meditation*

1 *Wähle eine Tageszeit oder einen Tag, an dem du keine Verpflichtungen hast und keine anderen Menschen triffst. Während du still bist, kannst du Yoga Asanas- oder Pranamayama-Atemübungen durchführen oder auch einfache Arbeiten erledigen. Du solltest aber keine Musik hören, nicht Fernsehen, hastig Übungen machen oder sonst irgendetwas tun, was intellektuelle Aufmerksamkeit erfordert (wie zum Beispiel lesen). Erweitere diese Übung allmählich, bis du mindestens eine Stunde am Tag die Stille um dich herum beobachten oder – wenn möglich – einen ganzen Tag in der Woche in völliger Stille verbringen kannst. Auf jeden Fall solltest du mindestens einmal pro Woche eine Mahlzeit in völliger Stille einnehmen.*

2 *Wenn du den Lärm um dich herum verringerst, wird dir die Aktivität deines Geistes auffallen. Zu Beginn der Mouna-Meditation beobachte die vielen Gedanken, die auftauchen und die die Stille brechen wollen: Plötzlich fällt dir ein Telefonanruf ein, den du noch erledigen musst, oder alte Sorgen. Probleme und Gefühle kommen an die Oberfläche. Erlaube dir nicht, darauf einzugehen. Beobachte einfach deine Gedanken, als seien es Luftblasen, die bald platzen oder davonschwimmen. Deine Ängste werden verschwinden und es wird immer einfacher werden einen Zustand von Stille zu erreichen: innerlich und äußerlich.*

3 *Versuche die gesteigerte geistige Wachheit, die diese Übung aktiviert, in dein tägliches Leben einzubauen. Wenn du sprichst, lasse belanglose Dinge weg, sage nur das, was notwendig und wahr ist. Je mehr die Meditation der Stille deine unruhigen Gedanken und wogenden Gefühle beruhigt, umso mehr Kraft bekommen deine Worte.*

## *Brahmari:*

# DAS BIENENSUMMEN

*Brahmari* ist eine vokale Meditationsform, die an Bienensummen erinnert und mit deren Hilfe das Kehlkopfchakra geöffnet und ins Gleichgewicht gebracht wird. Diese Übung wird besonders Sängern oder Lehrern empfohlen oder anderen, die in der Öffentlichkeit sprechen müssen. Sie eignet sich aber generell für jeden, der seine Sprache und Kommunikationsfähigkeit verbessern will.

Wer die gegenüber abgebildete Brahmari-Meditation durchführt, wird oft tiefe Freude und Zufriedenheit erleben. Seinen Geist vom Geplapper zu befreien, bringt ein Gefühl tiefen inneren Friedens. Die Übung verbessert Konzentration, Gedächtnis und Vertrauen und hilft, Selbstzweifel und das Bedürfnis zu lästern zu überwinden. Da Brahmari das Energiezentrum für Kommunikation anregt und reinigt, verbessert es auch die Fähigkeit, intensiv zuzuhören und zu kommunizieren. Du entdeckst deine echte innere Stimme und lernst, deine Worte abzuwägen.

Wenn du regelmäßig Brahmari übst, wird dir auffallen, wie wohlklingend und melodisch deine Stimme wird. Die Meditation kann auch helfen, Probleme mit der Kehle zu beseitigen, wie Heiserkeit oder eine schwache Stimme. Das verlängerte Ausatmen in der Meditation (siehe Schritte 5 und 6) ist besonders für schwangere Frauen von Nutzen und eine ausgezeichnete Vorbereitung auf das Atmen während der Geburtswehen.

Mach dir keine Sorgen, wenn deine Körpertemperatur zu Beginn der Meditation etwas ansteigt: Dies bedeutet nur, dass sich deine Durchblutung beschleunigt.

*„Atme rasch ein und imitiere den Klang einer männlichen Biene. Halte den Atem an und atme wieder aus, wobei du den Klang einer summenden weiblichen Biene imitierst. Durch ständige Wiederholung dieser Übung spürten die großen Yogis eine unbeschreibliche Freude in ihrem Herzen. Dies ist Brahmari.“*

*Hatha Yoga Pradipika*, 2.68

## *Brahmari-Meditation*

1 *Knie dich hin mit dem Gesäß auf den Fersen oder setze dich so auf einen Stuhl, dass Bauch und Brust nicht behindert werden. Lege die Handflächen auf die Knie.*

2 *Halte Mund und Lippen sanft geschlossen und spanne die Stimmritze an der Rückseite deiner Kehle an. Halte den Kopf aufrecht und entspanne die Nackenmuskulatur.*

3 *Atme kräftig durch beide Nasenlöcher ein, wobei dein weicher Gaumen vibriert und ein schnarchendes Geräusch macht. Fühle, wie das schnarchende Einatmen deine Kehle mit Energie füllt. Manche Menschen beschreiben diesen Klang als Räuspern. In Yoga-Schriften wird er als das Summen einer riesigen schwarzen Hummel beschrieben.*

4 *Halte den Atem solange an, wie es sich angenehm anfühlt. Lasse deinen Geist in dieser Zeit das Element erfahren, das mit dem Kehlkopfchakra verbunden ist: dem Äther oder Raum.*

5 *Anschließend atme durch beide Nasenlöcher aus, wobei du einen hohen summenden Klang erzeugst, wie das Summen einer kleinen Honigbiene. Versuche ganz auszuatmen.*

6 *Wiederhole die Übung 5- bis 10-mal. Nimm bewusst das vibrierende Gefühl in Kehle, Mund, Wangen und Lippen wahr. Das Summen hilft dir, den Atem zu regulieren und ermöglicht ein längeres und vollständiges Ausatmen.*

7 *Anschließend schließe die Augen und sitze 20 bis 30 Minuten ganz still. Atme normal und richte deine Aufmerksamkeit auf dein Kehlkopfchakra. Behalte das Gefühl und den Nachklang des Summens im Gedächtnis, wenn du weiter deinen täglichen Arbeiten nachgehst.*

## *Der stille Klang*
## *OM*-MEDITATION

*OM* oder *AUM* ist der Klang der Unendlichkeit, es ist das abstrakte und höchste Mantra, das alle anderen Mantren enthalten soll. *OM* ist das greifbare Symbol des ursprünglichen Klanges, eines transzendentalen stillen Klanges, der laut Hindu-Überlieferung das Universum entstehen ließ. Man könnte diesen Gedanken mit der wissenschaftlichen Theorie des Urknalls vergleichen. Obwohl *OM* das Mantra des Ajna-Chakras ist, also des „Dritten Auges", manifestiert sich seine Vibration beim Singen in der physischen Welt durch das Vishudda-Chakra.

Das Singen von *OM* empfiehlt sich, um Blockaden im Bereich der Kehle zu lösen und die Stimme resonanzreicher zu machen. Der Klang hat einen positiven Effekt auf das Nervensystem, stärkt das Atmungssystem und lädt alle Körperteile mit Energie auf. Das Singen seiner drei Buchstaben (*A-U-M*) bringt die Vibrationen in deinem Körper ins Gleichgewicht und erweckt latente psychische und mentale Kräfte zum Leben.

Dank seines universellen Charakters ist *OM* ein nützliches und kraftvolles Mantra für jeden. Man kann es überall singen, egal ob man alleine oder zusammen mit einer Gruppe ist. Um die Kommunikation zu verstärken eröffnen manche spirituellen Lehrer ihre Meetings oder Veranstaltungen mit dem gemeinsamen Singen von *OM*. Wenn das resonierende *OM* am Ende einer Veranstaltung erklingt, so soll es den Teilnehmern helfen, das behandelte Thema besser zu verstehen.

*„AUM steht für die höchste Wirklichkeit.*
*Es ist ein Symbol für das was war, was ist und was sein wird.*
*AUM stellt auch das dar, was hinter der Vergangenheit, der Gegenwart und der Zukunft liegt."*
*MANDUKYA UPANISHAD*, VERSE 1

## OM *Singen*

1 *Setze dich hin in bequemer aufrechter Meditationshaltung. In einer Gruppe setzt man sich am besten im Kreis gegenüber.*

2 *Schließe die Augen und atme tief ein. Öffne den Mund weit und singe laut den ersten Buchstaben* AAAH. *Der Mund bleibt weit geöffnet. Lasse den Klang unten im Bauch beginnen.*

3 *Runde allmählich die Lippen, so dass sich der Klang in* OU *verwandelt. Fühle, wie er durch Brust und Kehle aufsteigt.*

4 *Mache die Lippen immer runder, um den letzten Klang* MMMMM *zu bilden. Lasse den Klang in Kopf und Gesicht vibrieren, vor allem in den Sinushöhlen.*

5 *Atme tief ein und wiederhole langsam den* OM*-Klang, halte jeden Teil des Klanges so lang wie möglich an. Versuche nicht mit dem Geist abzuschweifen, sondern konzentriere dich auf das Singen und die Vibrationen, die du mit deinem Atem auslöst. Fühle, wie das Mantra in deinem Kehlkopfchakra vibriert.*

6 *Singe dieses lange* OM *mindestens 20 Minuten lang. Mache den Klang allmählich immer leiser, bis du nur flüsterst oder schließlich summst. Dann mache den Klang wieder lauter.*

### Die Komponenten von *OM*

**Obwohl es normalerweise als OM geschrieben wird, besteht dieses Mantra aus drei Teilen:**

| Teil des Mantras | AAAH | OU | MMMMM |
|---|---|---|---|
| Klang erzeugt mit: | *weit offenem Mund* | *gerundetem Mund* | *geschlossenen Lippen* |
| Klang vibriert in: | *Bauch* | *Brust* | *Kopf und Nebenhöhlen* |
| Stellt dar: | *Vergangenheit* | *Gegenwart* | *Zukunft* |
| Bewusstsein: | *Wachzustand* | *Traumzustand* | *Tiefschlaf* |
| Bezug auf: | *physischer Körper* | *mentaler / feinsinniger Körper* | *jenseits des Geistes* |

## *Die Arbeit mit der*
## VISHUDDA-ENERGIE

Die hier genannten Hilfsmittel sollen deine Meditation und den freien Fluss der Energie beim Kehlkopfchakra unterstützen. Dies resultiert in Freiheit vom nicht physikalischen Hunger und Durst (wie der Durst nach Wissen und der Hunger nach Liebe). Wenn du schwanger bist oder medizinische Probleme hast, dann frage zuvor einen Arzt.

### *Blütenessenzen*

Für die intensive Arbeit mit der Vishudda-Energie verwende diese Essenzen vor der Meditation. (Vier Tropfen unter die Zunge oder mit Wasser.)

- **GLOCKENBLUME** vereinfacht Probleme und verbindet dich mit deiner Umgebung.
- **BORRETSCH** hilft dir, Trauer auszudrücken und zu verwandeln.
- **LÄRCHE** öffnet das Chakra, befreit dich von Versagensängsten, schaltet Kreativität frei.
- **LOBELIE** hilft dir, dich für das einzusetzen, woran du glaubst.
- **LÖWENMÄULCHEN** balanciert die Energie zwischen dem Sakral- und dem Kehlkopfchakra für eine harmonische verbale Expression, setzt kreative Energie in eine positive Richtung frei, hilft Menschen, die sexuelle Energie in verbale Aggressionen umwandeln.
- **BROMBEERE** ermutigt dich, voller Freude über das zu sprechen woran du glaubst, so dass es gehört wird und anderen hilft.

### *Ätherische Öle*

Für ein Bad vor der Meditation mische 3 bis 5 Tropfen ätherisches Öl mit einem Teelöffel Jojoba, Süßmandel oder Olivenöl und gib dies ins einlaufende Wasser.

- **BERGAMOTTE** hilft dir, ruhig Wahrheiten auszusprechen, die beim Öffnen deines Herzchakras freikommen (*Benutze FCF-Grad*)
- **KAMILLE** erlaubt dir, die Wahrheit ohne Zorn zu sprechen.
- **EUKALYPTUS** hilft, wenn du dich „erstarrt" fühlst.
- **SANDELHOLZ** motiviert kreative Energien beim Kehlkopfchakra und hilft dir beim Finden origineller Lösungen.

- **Teebaum** hebt die Vishudda-Energie, hilft dir, dein Potenzial zu erreichen.
- **Pfefferminz** regt dich an, ein moralisch besseres Leben zu führen.

## *Kristalle, Edelsteine und Steine*

Du kannst sie als Schmuck tragen, neben den Chakras aufstellen oder vor der Meditation festhalten. Edelsteine wirken besonders, wenn sie in Silber gefasst sind, denn dieses Metall verstärkt die Sprache und das Vertrauen in das höhere Selbst.

- **Türkis** verbessert Sprechen, Kommunikation und Heilung.
- **Bernstein** funktioniert am besten, wenn es die Haut berührt und gibt eine „goldene Zunge". Trage ihn an der Kehle.
- **Aquamarin** verbessert die Kommunikation, aktiviert und reinigt das Kehlkopfchakra und ist nützlich für Paare, die Konflikte beilegen wollen.
- **Amazonit** öffnet die Kehlen-, Herz- und Solarplexus-Chakren um Selbstverwirklichung und Heilung anzuregen.
- **Lapislazuli** gibt Energie, steigert Kreativität, reinigt die Gedanken und gibt Zugang zur inneren Kraft. Die dunkelblaue Variante mit Goldflecken verstärkt Treue, Offenheit, Intuition und psychische Fähigkeiten.
- **Amethyst** hilft bei der Heilung von Sucht und beeinflusst zwanghaftes Verhalten.

## *Räucherwaren*

- **Myrrhenharz** vertieft Gebet und Meditation und ist besonders nützlich, wenn du dich „festgefahren" fühlst. Auf Holzkohle verbrennen.

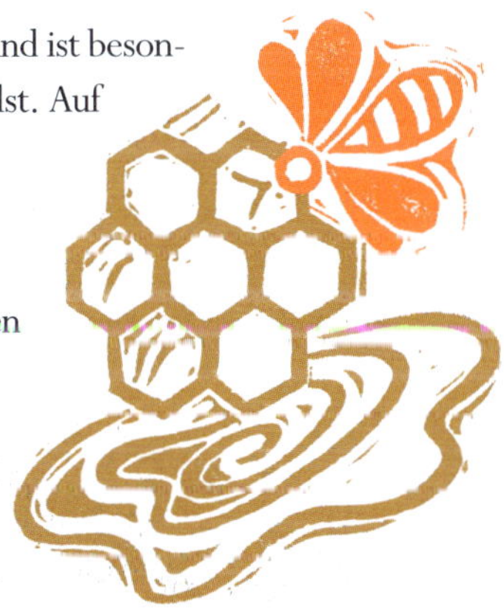

## *Stärkende Nahrungsmittel*

Leicht verdauliche Nahrungsmittel, die die Chakren anregen, bringen mehr Süße ins Leben.

- **Natürliche Süssungsmittel:** Früchte, Honig und Propolis.
- **Reinigende Kräuter:** Andorn und Ulme, als Halstabletten oder Tee.

## *YOGA ASANAS FÜR VISHUDDA-ENERGIE*

Um das Kehlkopfchakra anzuregen, mache diese Übungen neben deinen Yogaübungen oder vor der Meditation. Andere Übungen für das Kehlkopfchakra sind unter anderem singen, diskutieren oder einfach täglich mit Salzwasser gurgeln.

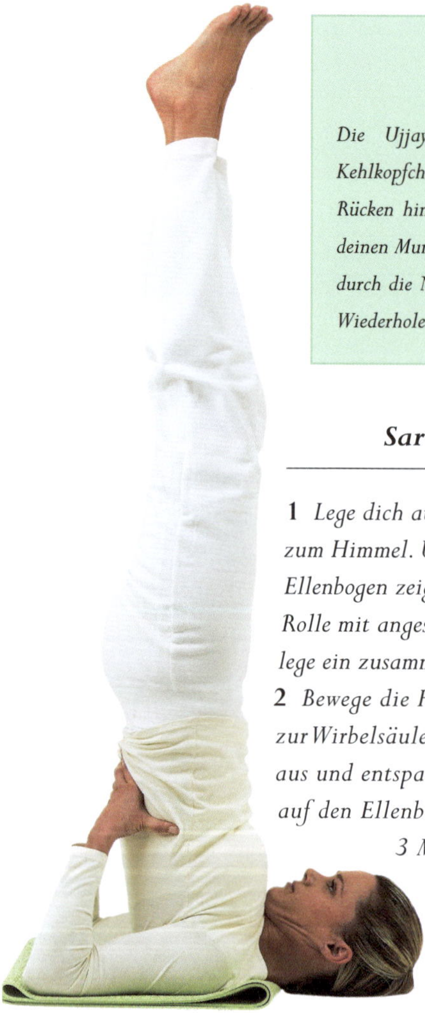

### UJJAYI-ATMUNG

*Die Ujjayi Yoga-Atmung stimuliert, löst und stärkt das Kehlkopfchakra. Setze dich mit gekreuzten Beinen und geradem Rücken hin. Öffne deinen Mund und atme HAAA aus. Schließe deinen Mund; wenn du einatmest, mache den gleichen HAAA-Laut durch die Nase. Atme durch die Nase aus und wiederhole HAAA. Wiederhole es einige Male.*

### *Sarvangasana:* der Schulterstand

**1** *Lege dich auf den Rücken. Hebe die Beine geschlossen zum Himmel. Unterstütze den Rücken mit den Händen, die Ellenbogen zeigen nach hinten, und rolle auf die Schultern. Rolle mit angespanntem Hals in die Ausgangslage zurück und lege ein zusammengelegtes Handtuch unter die Schultern.*
**2** *Bewege die Hände zum oberen Rücken, die Finger zeigen zur Wirbelsäule und strecke den Rücken. Strecke die Beine aus und entspanne Waden und Füße. Das Gewicht ruht auf den Ellenbogen, nicht auf dem Nacken. Bleibe bis zu 3 Minuten in dieser Haltung*
**3** *Rolle langsam zurück auf den Rücken, lege die Arme auf den Boden. Dann hebe vorsichtig die Beine, bleibe mit dem Kopf auf dem Boden.*

## *Halasana:* Der Pflug

1 *Lege dich in den Schulterstand (siehe links). Wenn möglich, bringe die Füße hinter dem Kopf auf den Boden. Wenn deine Füße den Boden einfach erreichen, strecke die Arme flach auf dem Boden hinter deinen Nacken.*

2 *Versuche mindestens eine Minute in dieser Haltung zu bleiben. Rolle dann langsam wieder zurück, wobei Arme und Kopf auf dem Boden bleiben.*

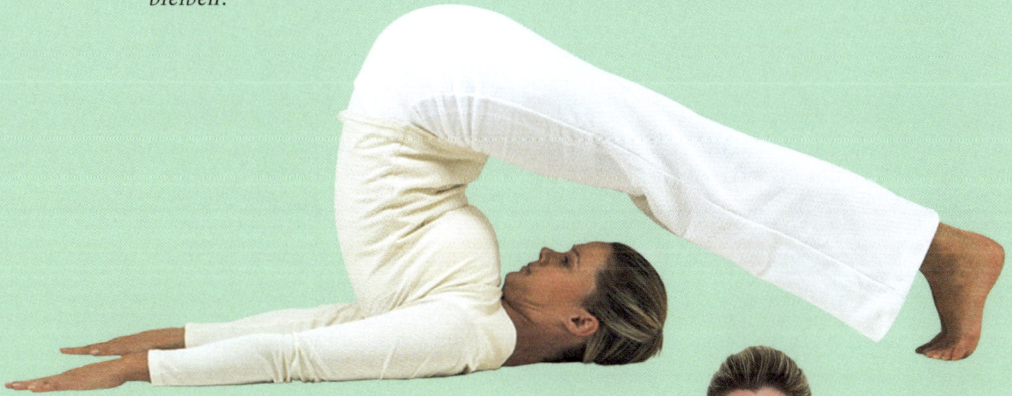

## *Simhasana:* Der Löwe

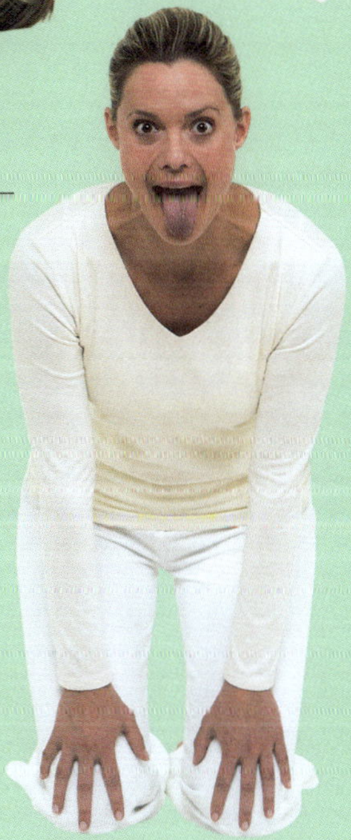

1 *Knie dich hin und beuge dich nach vorne. Lege die Hände auf Knie oder Oberschenkel. Atme tief durch die Nase ein.*

2 *Atme voll durch den Mund aus. Beim Ausatmen öffne den Mund weit, strecke die Zunge heraus und brülle wie ein Löwe. Wiederhole dies 2- bis 3-mal, dann entspannen.*

## *Kleinere Chakren:*
## DAS SCHILDKRÖTENCHAKRA

Zwischen Kehlkopfchakra und Herzchakra liegt ein kleineres Chakra mit einem strahlenden Energiemuster, das an eine Schildkröte erinnert, auf Sanskrit *Kurma*. Die Meditation über dieses Chakra bringt eine Ruhe, die manchmal mit dem Winterschlaf verglichen wird.

Die Schildkröte ist ein universales Symbol für Stabilität und Entschlossenheit, denn wenn sie sich einmal entschieden hat, Kopf und Bein einzuziehen, kann niemand sie davon abhalten. In der indischen Mythologie stützt eine Schildkröte das Universum. Ihre vier Beine, Kopf und Schwanz kann man als Analogie zu den fünf Sinnen und dem Geist sehen. Die Fähigkeit der Schildkröte, ihre Extremitäten einzuziehen und friedlich bei sich selbst zu bleiben, wird symbolisiert durch die Yogaübung *Pratyahara*. Obwohl dieses Wort meistens als „Zurückziehen der Sinne" übersetzt wird, lässt es sich besser als ein Zurückziehen der mentalen Energie aus den Sinnen beschreiben.

Die Sinne funktionieren wie elektrische Geräte, die nur funktionieren, wenn sie an eine Energiequelle angeschlossen werden. Wenn man zum Beispiel in ein Buch vertieft ist, kann man das Klingeln des Telefons überhören. Dabei sind die Ohren in Ordnung, die mentale Energie wird jedoch ausschließlich zu den Augen geleitet. Wenn du dich zur Meditation hinsetzt, versuche deine Sinne abzuschließen. Erlaube es nicht, dass Geistesenergie in die Augen, Nase, Ohren, Haut oder den Mund gelangt, auch nicht in Hände oder Füße (das Sanskrit-Wort für Sinne umfasst auch die Organe des Handelns). Dies bedeutet, dass du aufhörst zu sehen, riechen, hören, berühren, schmecken, sprechen, bewegen oder zu arbeiten. Wenn keine mentale Energie entweichen kann, erreichst du Pratyahara und nimmst die Qualitäten der stetigen, friedlichen Schildkröte an.

---

*„Für eine andauernde Konzentration auf die Schildkröte in der Halsgrube braucht man einen ruhigen Körper und einen ruhigen Geist."*
PATANJALI, *RAJA YOGA SUTRAS*, 3.31

## *Schildkrötenchakra-Meditation*

1 *Nimm eine bequeme Meditationshaltung ein, am besten mit gekreuzten Beinen und geradem Rücken. Nimm dir einige Minuten Zeit, damit dein Atem seinen natürlichen Rhythmus erreicht.*

2 *Schließe die Augen und lenke deine Aufmerksamkeit in deinen Körper. Werde dir der Stelle bewusst, an der sich das Schildkrötenchakra befindet, es liegt beim oberen Brustbein, genau über der Stelle, an der die Luftröhre sich zu den Bronchien verzweigt (siehe Abbildung Seite 15).*

3 *Wenn du deine Aufmerksamkeit auf die Stelle des Schildkrötenchakras richtest, fange an, langsamer zu atmen. Beobachte deinen Atem, während er durch das Energiezentrum des Schildkrötenchakras fließt. Konzentriere dich darauf und tue nichts anderes. Dies entkoppelt deine Sinnesorgane und ist viel effektiver, als ihnen zu befehlen ihre Aktivität einzustellen.*

4 *Jedes Mal, wenn dein Geist sich von der Meditation wegbewegt, führe deine Konzentration zum Atem beim Schildkrötenchakra zurück.*

5 *Versuche diese Meditation mindestens 20 Minuten lang durchzuhalten und verlängere diese Zeit allmählich auf 45 Minuten. Mit zunehmender Dauer wirst du allmählich den stillen inneren Frieden und tiefe emotionale Stabilität erfahren, die entsteht, wenn deine Sinnesorgane stillliegen und dein Schildkrötenchakra offen und ausgeglichen ist.*

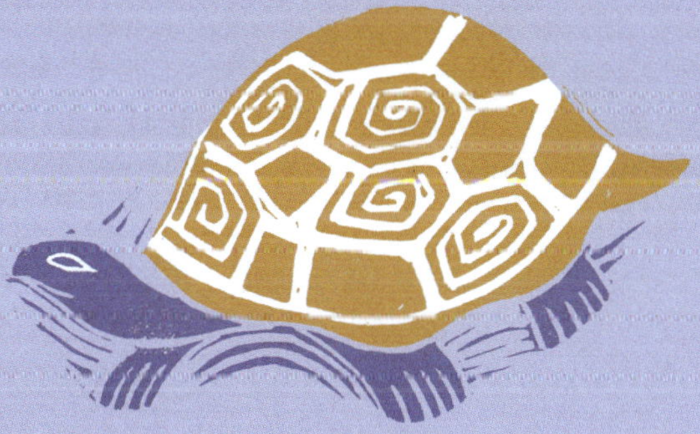

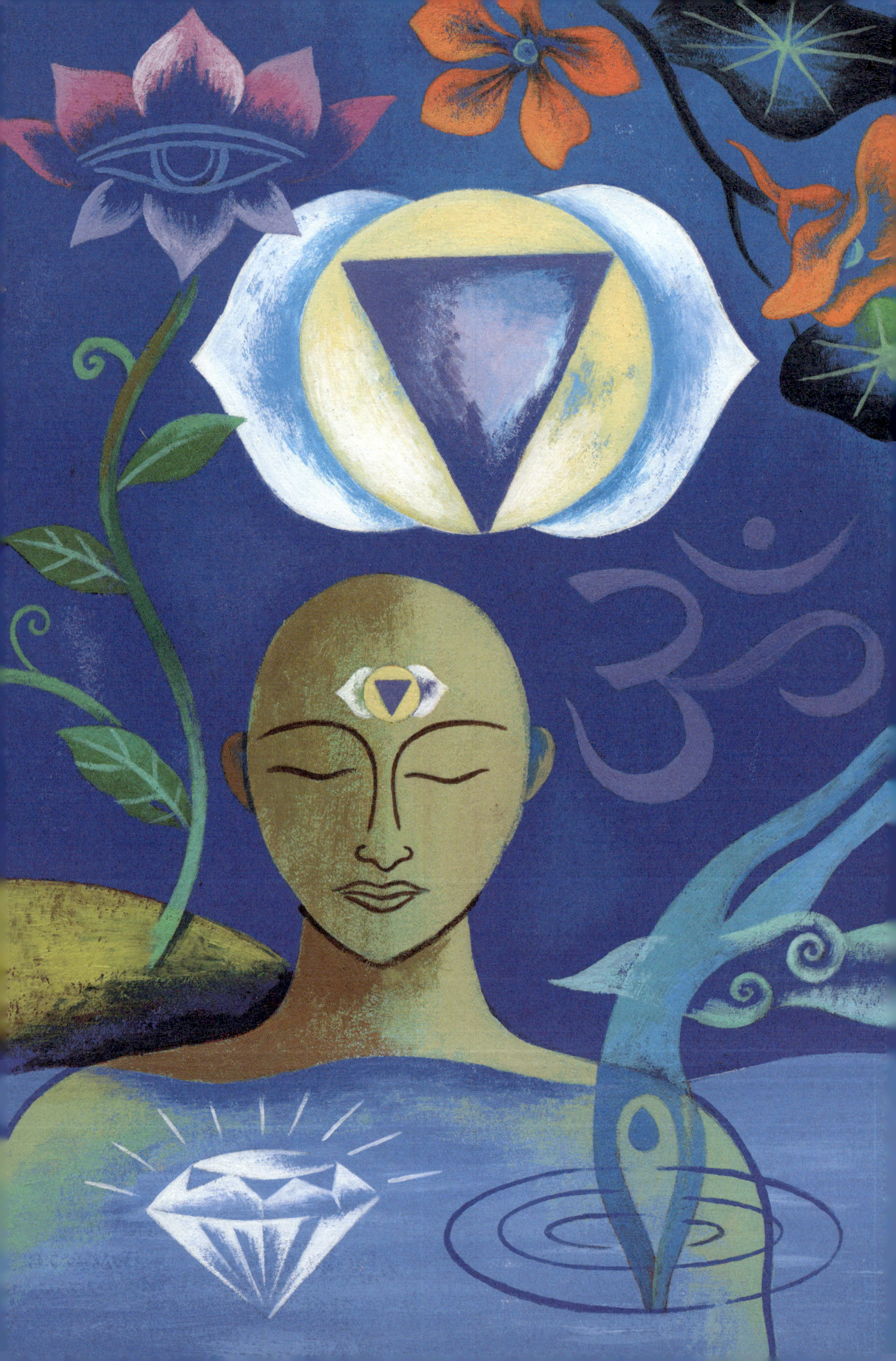

Kapitel 6

# AJNA-CHAKRA

## Der Sitz der Weisheit

*Das Ajna- oder Augenbrauenchakra oft drittes Auge oder Geistesauge genannt – ist das Kommandozentrum des feinsinnigen Körpers. Es regiert nicht nur die fünf Sinne, sondern auch den bewussten und unbewussten Geist und die anderen Chakren mit ihren Energiekanälen.*

*Das Augenbrauenchakra befindet sich etwas über, und in der Mitte zwischen den Augenbrauen und bildet die letzte Verbindung der drei größeren Nadi-Energiekanäle. Hier enden der Ida (linker Kanal) und der Pingala (rechter Kanal), der zentrale Sushumna dagegen führt weiter zum Kronenchakra und zu den höheren Bewusstseinsebenen.*

*Ein anderer Name für dieses Chakras lautet Jnana-padma, „Der Wissen schenkende Lotus". Die Meditationen in diesem Kapitel schenken Weisheit und Klarheit, damit deine Intuition wächst und du das Leben als Ganzes zu sehen lernst*

# DAS AJNA-CHAKRA

Das Ajna-Chakra leitet den Geist und das Selbstgefühl. Obwohl dieses Chakra streng genommen kein spezifisches Element besitzt, könnte man den Geist selbst als das Element des Augenbrauenchakras betrachten, da er die Sinne und Lebensenergie steuert. Von allen Chakren hat die Energie des Augenbrauenchakras die größten Auswirkungen auf die Persönlichkeit. Dieses Chakra ist Sitz der Urteilskraft, der emotionalen Intelligenz, des Realitätsgefühls und der Rationalität und Weisheit. Mit dem Anja-Chakra werden sechs spirituelle Kräfte assoziiert: ungestörte Meditation, perfekte Konzentration, die Fähigkeit, die Aufmerksamkeit zu lenken, Gedankenkontrolle, *Samadhi* oder der Status des Hyper-Bewusstseins, sowie das Erreichen der Erleuchtung.

Wenn das Ajna-Chakra geöffnet und im Gleichgewicht ist, betrachtest du die Welt ohne Vorurteile und du nimmst nicht nur alles wahr, was sich in Reichweite deiner Sinne befindet, sondern auch alles darüber hinaus (denn dieses Zentrum ist die Quelle der Intuition und der Wahrnehmung der Psyche). Die Kanäle Ida und Pingala sind in der Zeit gebunden, aber wenn sich ihre Energien im Ajna-Chakra vereinen, entsteht ein zeitloser, transzendentaler Bereich, in dem du von der Vergangenheit lernen, Entwicklungen in der Gegenwart erkennen und auch die Zukunft „sehen" und

## DIE ARBEIT MIT DER AJNA-ENERGIE

**Stelle dir bei den Meditationen in diesem Kapitel folgende Fragen. Sie helfen dir zu erkennen, wie du die Ajna-Energie blockierst und wie du sie wieder ins Gleichgewicht bringen kannst.**

- *Bin ich meistens dazu imstande, den größeren Zusammenhang zu sehen? Wie könnte ich das verbessern?*
- *Kann ich die Stimme meines Ichs hören? Befinden sich mein Herz und mein Geist in Harmonie?*
- *Lege ich meine Standards zu hoch? Wenn nicht, könnte ich mit besser abgestimmten Energien mehr erreichen?*
- *Wie könnte das Leben besser sein? Wie kann ich in diese Richtung arbeiten?*

planen kannst. Wenn der Energiefluss im Ajna-Chakra gesund ist, fokussiert sich der Geist und du verfügst über ein lebendiges, aber diszipliniertes Vorstellungsvermögen. Du bist charismatisch, sehr intuitiv, nicht an materiellem Besitz gebunden und erfährst besondere psychische Phänomene.

Wenn die Ajna-Energie mangelhaft ist, führt dies zu schlechter Disziplin, schlechtem Gedächtnis, Versagensangst, Kommunikationsproblemen und zur Unfähigkeit, subtile Signale zu verstehen. Eine weitere Folge des Fehlens einer inneren Vorstellungsfähigkeit (also mangelhafter Ajna-Energie) ist die Neigung, nur wenig Anforderungen an sich selbst zu stellen. Wenn die Energie des Augenbrauenchakras jedoch zu beherrschend ist, ist man unfähig seiner Intuition zu folgen oder sich auf sie zu verlassen. Um dies zu kompensieren werden manche Menschen dogmatisch, selbstgerecht, autoritär und arrogant, oder übermäßig intellektuell und rational. Sie verfügen zwar über reichlich „Kopf"-Energie, aber das „Herz" fehlt völlig. Weil sich ihre Energie zu sehr im oberen Chakra befindet, haben sie die Energiereserven ihrer niedrigeren Chakren quasi „ausgeraubt" und entleert. Dies hat negative Auswirkungen, denn das Ajna-Chakra braucht die Unterstützung der stabilen niedrigen Chakren. Aus diesem Grund beginnen viele Yogis die Chakra-Arbeit beim Augenbrauenchakra. Es ist am einfachsten zu aktivieren, hilft den anderen Chakren sich zu öffnen und kann negative Folgen ungleichgewichtiger anderer Chakren kompensieren.

Im physischen Körper regiert das Ajna-Chakra Augen, Ohren, Nase und die Schädelbasis. Ein Ungleichgewicht in dieser Chakra-Energie kann zu Sehproblemen, Kopfschmerzen und Schwindel führen, zu den Folgen gehören aber auch Verwirrung, schlechtes Gedächtnis, Migräne, Schlaflosigkeit und akute Kieferhöhlenentzündung.

Die Arbeit mit der Ajna-Energie stärkt die Intuition und bringt dir mehr Klarheit über das, was du mit deinem Leben erreichen willst. Dadurch wirst du kreativer, lernst besser in Symbolen zu denken und gewinnst immer wieder neue Perspektiven auf der Welt. So durchbrichst du die *Rudra Granthi*, den Energieknoten des Egobewusstseins und des intellektuellen Stolzes, und kommst dem endgültigen Ziel näher: dem kosmischen Bewusstsein.

## *Meditation über ein Yantra:*

# EINSTIMMUNG IN DAS AUGENBRAUENCHAKRA

Die Visualisierung des Yantra – oder einer Abbildung – des Ajna-Chakras bewirkt, dass du fühlst, wie die wichtigsten Ströme innerhalb deines Energiekörpers an dieser Stelle zusammenkommen. Wenn du diesem Gefühl folgst, vereinen sich die komplementären Energien dieser Ströme in deinem Körper und Geist. Symbol dieser Integration ist Ardhanarishwara, die indische Göttin, die über dieses Chakra wacht. Diese halb männliche/halb weibliche Figur repräsentiert die Vereinigung der entgegengesetzten Qualitäten der größeren Nadis (siehe Abbildung auf Seite 29).

### *Yantra-Meditation*

1 *Lege ein sauberes Tuch auf einen niedrigen Tisch und stelle die Chakra-Illustration in die Mitte, in Sitzstellung etwas unter Augenhöhe. Entzünde eine Kerze und etwas Weihrauch (siehe Seite 135).*

2 *Setze dich bequem, aber aufrecht hin, am besten mit gekreuzten Beinen und geradem Rücken (siehe Seite 16). Atme 10- bis 20-mal tief ein und aus und lasse den Atem zur Ruhe kommen.*

3 *Gewinne zunächst einen allgemeinen Eindruck der Abbildung. Die meisten Chakrasymbole stellen eine Lotusblüte dar, aber dieses ist anders. Sein Diagramm der strahlenden Energie enthält einen leuchtenden weißen Kreis mit einem strahlend weißen Blütenblatt an beiden Seiten. Denke daran, dass jedes Blütenblatt die entgegengesetzten aber komplementären Energien von Siva (männlich, passive Energie) und Shakti (weiblich, aktive Energie) im Körper repräsentiert, in diesem Fall durch eine männlich bzw. weibliche Figur. Führe dir vor Augen, wie die beiden Haupt-Nadis, Ida und Pingala, im Augenbrauenchakra zusammenkommen (Seite 28-29).*

4 *Konzentriere dich auf den zentralen Kreis. Die Sanskritbuchstaben stellen OM dar, das Mantra des Augenbrauenchakras. Diese heilige Silbe symbolisiert das absolute Bewusstsein.*

5 *Wenn du willst, kannst du jetzt die Singmeditation mit OM durchführen (Seite 116-117). Diese Yantra-Meditation sollte mindestens 20 Minuten täglich geübt werden.*

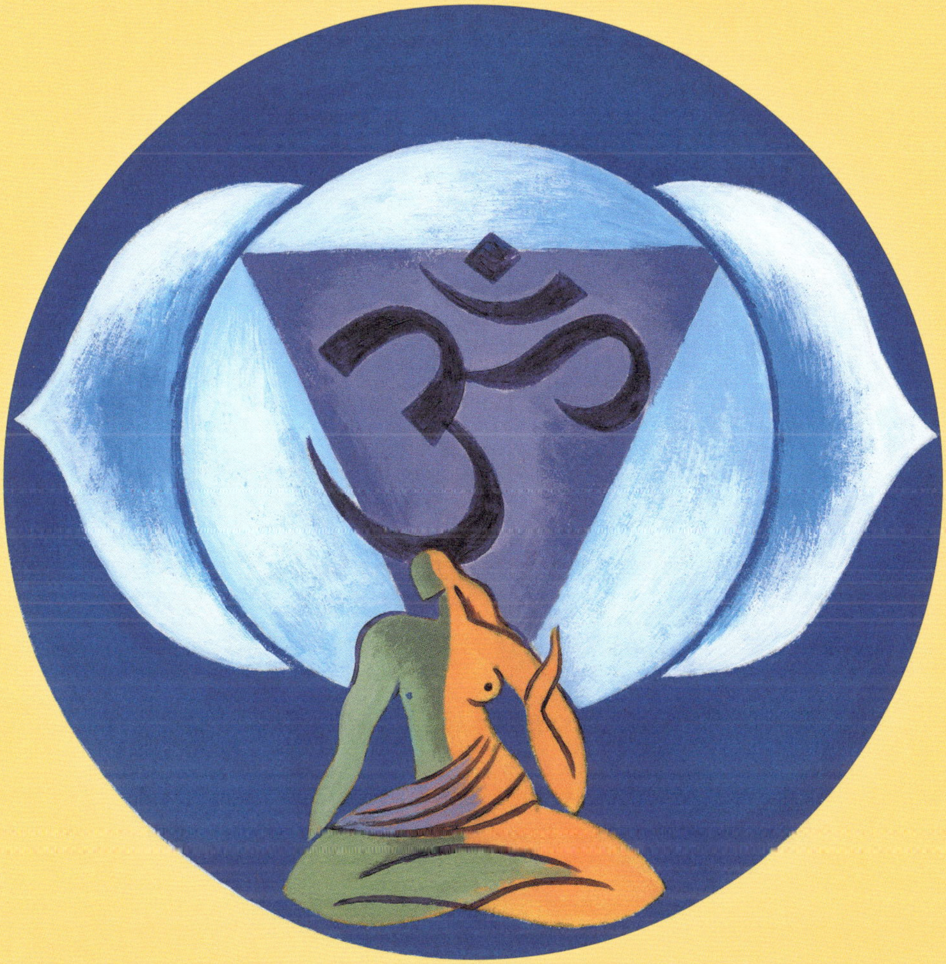

***Für Fortgeschrittene***

*Nach einigen Monaten der Yantra-Meditation kannst du beobachten, wie deine Aufmerksamkeit so intensiv wird, dass sich daraus eine verstärkte Intuition und tiefere Empathie mit anderen entwickelt. Wenn du diesen Punkt erreicht hast, meditiere nicht mehr mit dem Yantra, sondern schließe die Augen, bringe deine Aufmerksamkeit zum Augenbrauenchakra und visualisiere das Bild mindestens 30 Minuten lang zwischen den Augenbrauen.*

## *Innere Stille finden:*
## DEN GEIST VERSTUMMEN LASSEN

Dein Geist kontrolliert deine Sinne und das Prana in deinem Körper. Wenn dein Geist aber ruhelos ist, wirst du ständig von Gedanken, Sinneseindrücken und Wünschen überspült. Ein ständiger Unterstrom von Möglichkeiten zerrt am Bewusstsein und es entwickelt sich kaum innerer Frieden. In der Yogaphilosophie wird als Analogie für den Geist oft ein See oder der Ozean verwendet. Wenn der See ruhig ist, gibt es nichts, was den Schlamm am Boden aufwühlt, und wenn der Ozean still ist, wird die Klarheit des Wassers nicht von Wellen getrübt und man sieht bis zum Boden. In ähnlicher Weise spürst du Frieden, wenn deine Gedanken im See oder Ozean deines Geistes abklingen. Die Visualisierung Geist/See gegenüber hilft dir, diesen Frieden zu erleben.

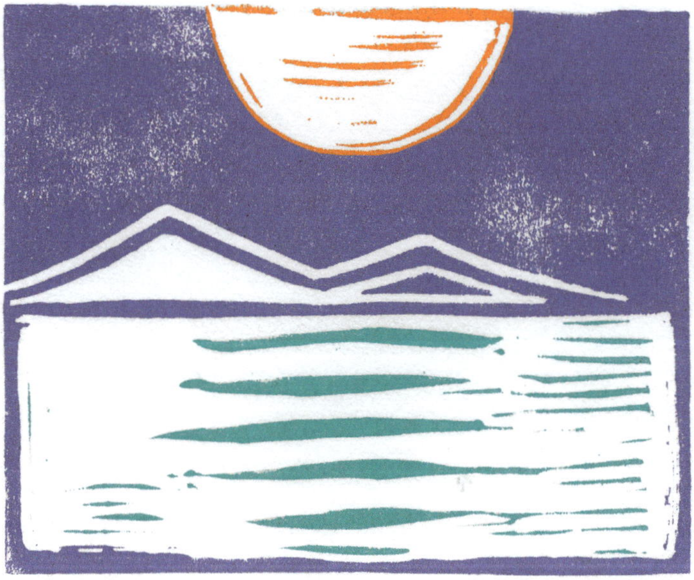

*„Wenn die Wogen der Gedanken sich glätten, erlebt der Seher seine eigene wahre Herrlichkeit."*
PATANJALI, *YOGA SUTRAS*, I.3

## *Visualisierung Gedanken-See*

1 *Nimm eine bequeme Meditationshaltung ein, am besten mit gekreuzten Beinen und geradem Rücken. Schließe die Augen. Atme tief ein und aus, und lass' den Atem dann in einen langsamen natürlichen Rhythmus übergehen.*

2 *Konzentriere dich auf das Augenbrauenchakra und stelle dir deinen Geist wie einen See vor. Seine Oberfläche ist aufgewühlt von vielen Wellen, dies sind die Gedanken. Zunächst siehst du wahrscheinlich viele Wellen in deinem Gedanken-See und kommen sie dir sehr wichtig vor.*

3 *Stelle dir jetzt vor, jemand hätte einen großen wunderschönen Diamanten ins Wasser geworfen. Versuche diesen Edelstein auf dem Boden zu sehen. Wenn du dich aktiv darum bemühst, also dich anstrengst oder aktiv denkst, werden die Wogen wieder hoher und das Wasser wird trüb. Versuche deshalb den Diamanten zu erkennen, indem du den Fluss deines Atems verlangsamst und geschmeidig machst. Dein Geist, der eng mit deinem Atem verbunden ist, beruhigt sich dann, so dass sich das kräuselnde Wasser glättet und du klarer sehen kannst.*

4 *Wenn du von Gedanken gestört wirst, dann vertreibe sie nicht, denn dies regt sie nur dazu an zurückzukehren und immer stärker zu werden, Welle um Welle. Beachte deine Gedanken nicht und richte deine ganze Aufmerksamkeit darauf, den Diamanten zu sehen. Du wirst sehen, dass sich deine Gedanken allmählich auflösen und dein Geist sich beruhigt. Dann erlebst du tiefen inneren Frieden.*

5 *Jetzt tauche in die Stille, indem du all deine Sinne darauf konzentrierst. Stell dir vor, dass du diese Stille sehen, riechen und anfassen kannst. Sie ist der Frieden, der jedes Verstehen übersteigt, und von dem die Bibel und viele andere spirituelle Schriften berichten. Meditiere mindestens 20 Minuten lang, später bis 45 Minuten. Dann strecke die Beine und sitze ruhig einige Minuten da, während du im Gefühl des inneren Friedens bleibst. Versuche diese Erfahrung mitzunehmen, wenn du ins tägliche Leben zurückkehrst.*

## *Tratak:*
# KERZENMEDITATION

*Tratak* oder der „stetige Blick“ ist eine ausgezeichnete Form der Meditation: Sie reinigt und stärkt das Ajna-Chakra. Wie die Abbildung gegenüber zeigt, besteht sie meist aus einem stetigen, längeren Blick in die Flamme einer Kerze, ohne mit den Augen zu zwinkern. Tratak lässt sich jedoch auch mit einem anderen Objekt üben, wenn es sich nur deutlich vom Hintergrund abhebt: zum Beispiel ein schwarzer Punkt auf einer weißen Wand, der Blick auf die Spitze der eigenen Nase oder nach oben in den Raum zwischen den Augenbrauen (siehe Seite 139).

Diese Übung fördert eine starke innere Konzentration. Physisch bringt sie dir eine Stärkung der Augenmuskulatur und Nervenzentren in der Stirn. Durch die Unterdrückung des Blinkreflexes beginnen die Augen zu tränen und reinigen so Tränendrüsen, Nebenhöhlen und sich selbst.

Vor Beginn der gegenüber beschriebenen Tratak-Meditation stelle eine Kerze in einer Armlänge Entfernung vor dir auf, zum Beispiel einen Stuhl oder einen niedrigen Tisch. Sie sollte auf Augenhöhe stehen. Entzünde die Kerze, mache das Licht aus oder ziehe die Vorhänge zu, um den Raum zu verdunkeln. Achte darauf, dass kein Luftzug im Zimmer ist, denn die Flamme soll stillstehen und nicht flackern.

*„Betrachte ohne Augenzwinkern konzentriert ein kleines Objekt, bis dir die Tränen in die Augen kommen. Dies nennen die Gurus* Trataka. *Durch* Trataka *werden alle Krankheiten des Auges und der Trägheit geheilt. Deshalb sollte diese Übung sorgfältig – wie ein Goldkästchen – an einem stillen geheimen Ort durchgeführt werden.“*

*Hatha Yoga Pradipika*, 2-31, 32

## *Tratak-Meditation*

1 *Setze dich in eine bequeme Meditationshaltung gegenüber der Kerze, am besten mit gekreuzten Beinen. Rücken und Kopf sind gerade und zeigen nach oben, der Körper ist entspannt. Lege die Hände locker aufeinander in den Schoß.*

2 *Öffne die Augen weit und richte den Blick fest auf die Flamme, versuche nicht zu zwinkern. Kontrolliere, ob die Gesichts- und Augenmuskeln angespannt sind und entspanne sie bewusst. Du darfst nicht schielen oder den Fokus verlieren (wenn das passiert siehst du mehrere Bilder gleichzeitig). Schaue tief in die Flamme, du siehst darin verschiedene Ringe in unterschiedlichen Farben. Konzentriere dich etwa 1 Minute lang darauf.*

3 *Dann schließe sanft die Augen. Entspanne die Augenmuskulatur und visualisiere die Flamme, die du soeben betrachtet hast. Betrachte sie mit deinem geistigen Auge. Konzentriere dich nicht auf das „physische" Bild der Flamme, das zunächst noch stehen bleibt, weil der Sehnerv vom hellen Licht aktiviert wurde. Versuche dir stattdessen ein mentales Bild der Flamme einschließlich ihrer Lichtringe in verschiedenen Farben vorzustellen. Halte dieses mentale Bild der Kerze etwa 1 Minute zwischen den Augenbrauen fest, um das Chakra zu stärken.*

4 *Wiederhole die Übung und halte die Augen bei Schritt 2 jetzt 3 Minuten lang geöffnet. Wenn du deine Augen in Schritt 3 schließt, dann halte 10 bis 20 Minuten das Bild der Kerze vor deinem geistigen Auge fest. Wenn du mehr Übung in dieser Meditation hast, kannst du die Zeit, in der du die Kerze in Schritt 2 betrachtest, auf 5 bis etwa 10 Minuten verlängern.*

## *Die Arbeit mit der*
# AJNA-ENERGIE

Diese therapeutischen Hilfsmittel sollen dir helfen, die Konzentration zu stärken und stagnierende Energien beim Augenbrauenchakra zu beseitigen. Reinige dich vor der Meditation durch Baden oder Hände bzw. Gesicht waschen von der Energie anderer Aktivitäten. Frage in Bezug auf Fasten oder die Anwendung ätherischer Öle zunächst einen Arzt.

### *Indische Puder zum Auftragen*

Traditionell werden zur Stärkung der Meditation drei verschiedene Puder am dritten Auge aufgetragen.

- ***Vibhuti***, heilige Asche, befreit dich von Negativität.
- ***Chandana***, cine kühlende Paste aus Sandelholz, repräsentiert den ausgleichenden Aspekt des göttlichen Bewusstseins. Nach dem Auftragen von *vibhuti* bringe mit dem rechten Ringfinger einen Tupfer dieser Paste auf deinem Ajna-Chakra an, um den Energiefluss in Balance zu bringen.
- ***Kumkum***, Blütenpulver, repräsentiert den kreativen Aspekt des Universums. Nach dem Anbringen von *vibhuti* und *chandana* füge mit dem rechten Ringfinger einen Tupfer *kumkum* hinzu, um dein Augenbrauenchakra anzuregen und zu öffnen.

### *Blütenessenzen*

Nimm vor der Meditation vier Tropfen Blütenessenz unter die Zunge oder trinke sie mit Wasser.

- **Clematis** konzentriert die Aufmerksamkeit, regt deine Beurteilung des Hier und Jetzt an
- **Muskatellersalbei** beseitigt Energie, die die Intuition blockiert.
- **Petunia** entwickelt das Staunen, ermutigt dich, deinen Träumen nachzugehen.

---

*„Hier steigt die Saat der Unsterblichkeit empor, wie der Herbstmond. Wer über Ajna meditiert, kann aus dem Chaos der weltlichen Phänomene die Milch der Realität extrahieren."*

*Siva Samhita*, 5.97

## *Ätherische Öle*

Für ein Bad vor der Meditation mische 3 bis 5 Tropfen ätherisches Öl mit einem Teelöffel Karottensamenöl und gib dies ins einlaufende Wasser. Ansonsten wie angegeben.

- **Zitrone** erfrischt und reinigt die Energie des Ajna-Chakras.
- **Wacholder** klärt den inneren Blick, reinigt den Geist.
- **Rosmarin** verbindet dich mit der spirituellen Wahrheit, schützt vor Negativität, klärt deine Gedanken
- **Sandelholz** kühlt die Emotionen, beruhigt, wirkt der Neigung zur übermäßigen Analyse entgegen.
- **Lavendel** harmonisiert das Ajna-Chakra mit den anderen Chakren.

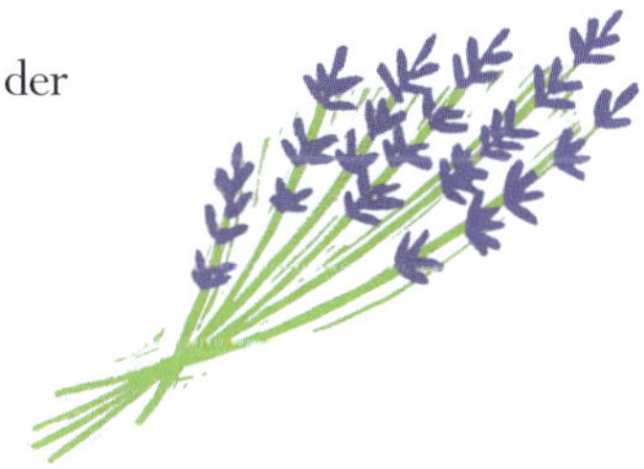

## *Kristalle, Edelsteine und Steine*

Du kannst sie als Schmuck tragen, sie neben den Chakras aufstellen oder vor der Meditation in der Hand halten.

- **Amethyst** zieht Energie hin zu höheren Bereichen, bringt Ruhe und Klarheit bei Angst oder Verwirrung.
- **Katzenauge** verstärkt die Verbindung zwischen dem Kronenchakra und den Wurzelchakren; mit zwei Tropfen Weihrauch-Öl einreiben
- **Türkis** verstärkt psychische Verbindungen, verstärkt und synchronisiert die Nadis. Vor die Augenbrauen halten.

## *Räucherwaren*

- **Weihrauchharz** vertieft und verlangsamt den Atem, schärft den Geist. Auf Holzkohle verbrennen
- **Sandelholz** reinigt und fokussiert den Geist.

## *Fasten*

Abstinenz von Nahrung befreit Körper und Geist, um sich auf das Spirituelle konzentrieren zu können. Wenn dir ganztägiges Fasten mit Wasser zu schwer fällt, dann trinke nur Fruchtsaft oder iss saftiges Obst (aber keine Bananen, weil sie Stärke enthalten).

## *Yoga Asanas für Ajna-Energie*

Wenn du an Selbstvertrauen gewinnst, dann kannst du weiter üben mit *Ardha Sirshasana* (halber Kopfstand). Achte besonders darauf, dass dein Körpergewicht sicher auf deinen Ellenbogen ruht, nicht auf Kopf oder Nacken. Da Ajna der Bereich des Intellekts ist, sind positive Gedankenspiele, wie zum Beispiel Kreuzworträtsel oder Sudoku, wertvoll zur Stärkung der Ajna-Energie.

### *Ardha Sirshasana:* Halber Kopfstand

**Schritt 1**

*Setze dich auf die Fersen und ergreife die Ellenbogen mit den gegenüberliegenden Händen. Dann lege die Arme auf den Boden, löse die Hände von den Ellenbogen und verschränke die Finger, so dass ein Dreieck zwischen Ellenbogen und Händen entsteht.*

**Schritt 2**

*Lege den Kopf so auf den Boden, dass die Rückseite des Schädels gegen die verschränkten Hände drückt. Strecke langsam die Knie und schreite mit den Füßen nach vorn, bis die Hüften sich direkt über dem Kopf befinden. Achtung: Nur weitermachen, wenn dir diese Stellung keine Schwierigkeiten bereitet!*

**Schritt 3**

*Beuge die Knie, ohne die Hüften zu senken und bringe die Füße in Richtung Gesäß, während die Knie gebogen bleiben. Mache dies ganz langsam, ohne zu springen oder schnelle Bewegungen zu machen. Versuche bis zu 3 Minuten in dieser Haltung zu bleiben, atme tief und konzentriere dich auf den Punkt zwischen den Augenbrauen. Komme langsam aus der Stellung zurück und ruhe dich mit dem Kopf auf dem Boden einige Minuten aus.*

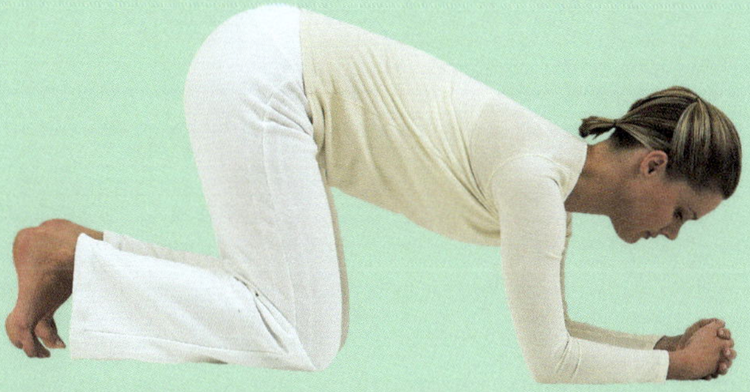
①

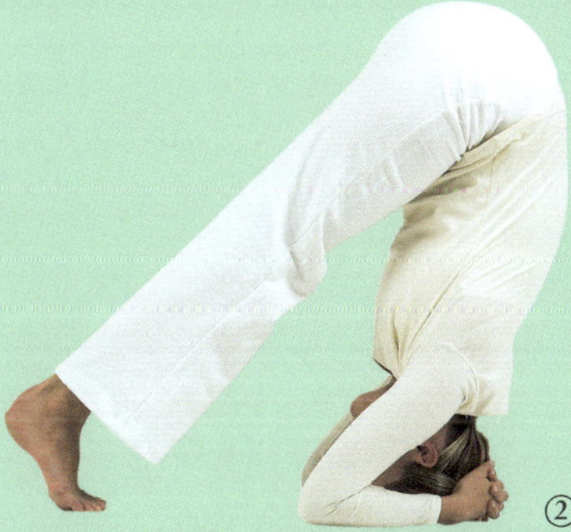
②

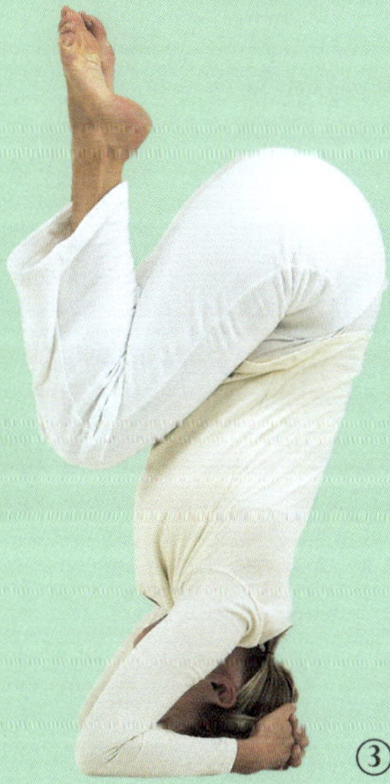
③

## *Kleinere Chakren:*
# DAS SOMA-CHAKRA

Kurz oberhalb der Spitze deines Gaumens befindet sich ein kleineres Chakra: das *Soma-* oder *Indu*-Chakra. Dieses Energiezentrum ist mit der heiteren und gelassenen Mondenergie verbunden. Die Meditation über dieses Chakra hilft dir, Spannung und Angst los zu werden, das Blut zu kühlen und eine friedvolle und zufriedene Ruhe zu genießen. Durch die Arbeit mit diesem Chakra wächst auch deine Fähigkeit, die mit den anderen Chakren verbundenen Elemente zu kontrollieren.
Das Soma-Chakra wird durch Einatmen mit dem linken Nasenloch angeregt. Du lokalisierst es, wenn du die Aufmerksamkeit auf den Innenbogen der linken Augenbraue richtest.

Visualisiere es als schneeweißen ewigen Lotus mit 16 Blütenblättern. Dieses Chakra wird auch als Quelle eines „göttlichen Nektars“

### VIPARITA KARANI: HALBE KERZE

**Eine Umkehrung des unteren Körpers hält den energetischen „Nektar“ in den oberen Chakren fest, so dass der Körper jugendlich bleibt. Am frühen Morgen üben.**

1 *Lege dich auf den Rücken, bringe die Füße zusammen und hebe sie im rechten Winkel zum Boden hoch. Unterstütze dein Gesäß mit den Händen und hebe den Körper hoch, bis die Beine über dem Kopf stehen. Das Gewicht ruht auf den Ellenbogen.*

2 *Bleibe in dieser Stellung 2 bis 3 Minuten lang liegen. Kopf, Schultern und Oberarme müssen in Kontakt mit dem Boden bleiben. Langsam und vorsichtig zurückrollen.*

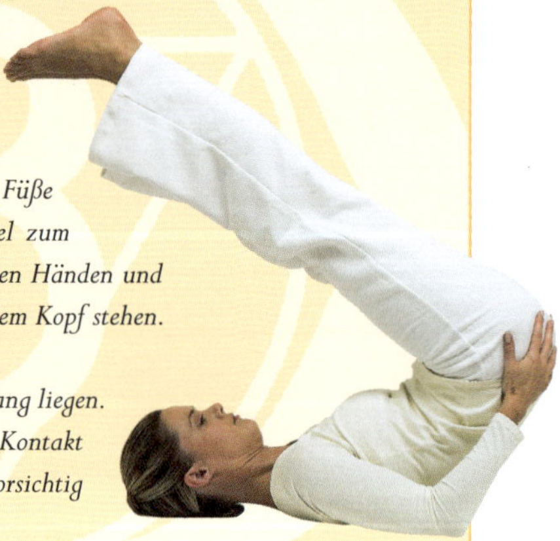

*„Wer den Saft des Soma mit konzentriertem Geist trinkt, besiegt ohne Zweifel den Tod.“*
HATHA YOGA PRADIPIKA, 3.44

bezeichnet, der Unreinheiten wegwaschen kann. Dieser Energie-Nektar sickert aus der „Höhle“ oder dem Hohlraum zwischen den Hemisphären des Gehirns. Meistens fließt dieser jugenderhaltende Nektar durch das Soma-Chakra und die anderen Energiezentren weiter nach unten, bis er den Solarplexus erreicht, wo er jedoch vom Feuer des Manipura-Chakras „verbrannt“ wird. So wird seine Energie zerstreut. Eine der besten Arten, diesen nach unten gerichteten Energieverlust zu stoppen, ist die Übung der wiederherstellenden Yogahaltung *Viparita Karani* (halbe Kerze, siehe Abbildung rechts). Mehrere alte Yogaschriften behaupten, dass der Übende, dem es gelingt das Abfließen des göttlichen Nektars nach unten zu verhindern, für immer jung, voller Vitalität und Ausdauer bleibt. Dies ist jedoch eher symbolisch zu verstehen.

## *Der starrende Blick zur Anregung des Soma-Chakras*

1 *Beginne mit dem Nasenblick (*Nasagra Drishti*). Setze dich in eine bequeme Meditationsstellung mit geradem Rücken und erhobenem Kopf. Betrachte mit halb geschlossenen Augen deine Nasenspitze (siehe rechts). Übe zunächst 10 Sekunden lang, dann schließe die Augen und entspanne sie. Du kannst den Blick bis auf 1 Minute verlängern, aber nur, wenn deine Augen sich nicht angestrengt anfühlen.*

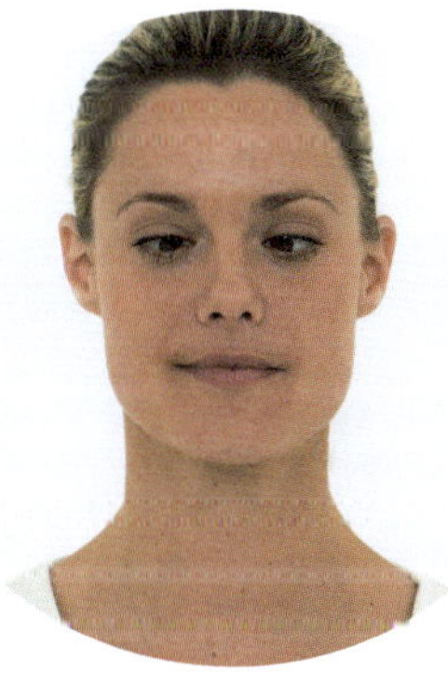

2 *Wenn dir diese Übung ohne Anspannung gelingt, dann versuche einmal den Blick nach oben (*Brumadhya Drishti*) zu fixieren. Dabei schaust du zur Mitte deiner Stirn hoch und hältst die Augen so weit wie möglich geschlossen. Halte den Blick 10 Sekunden fest, dann entspanne die Augen. Du kannst dies bis auf eine Minute verlängern, aber noch längeres Üben wird nicht empfohlen. Diese Übung sollte vorzugsweise unter Anleitung eines Lehrers durchgeführt werden.*

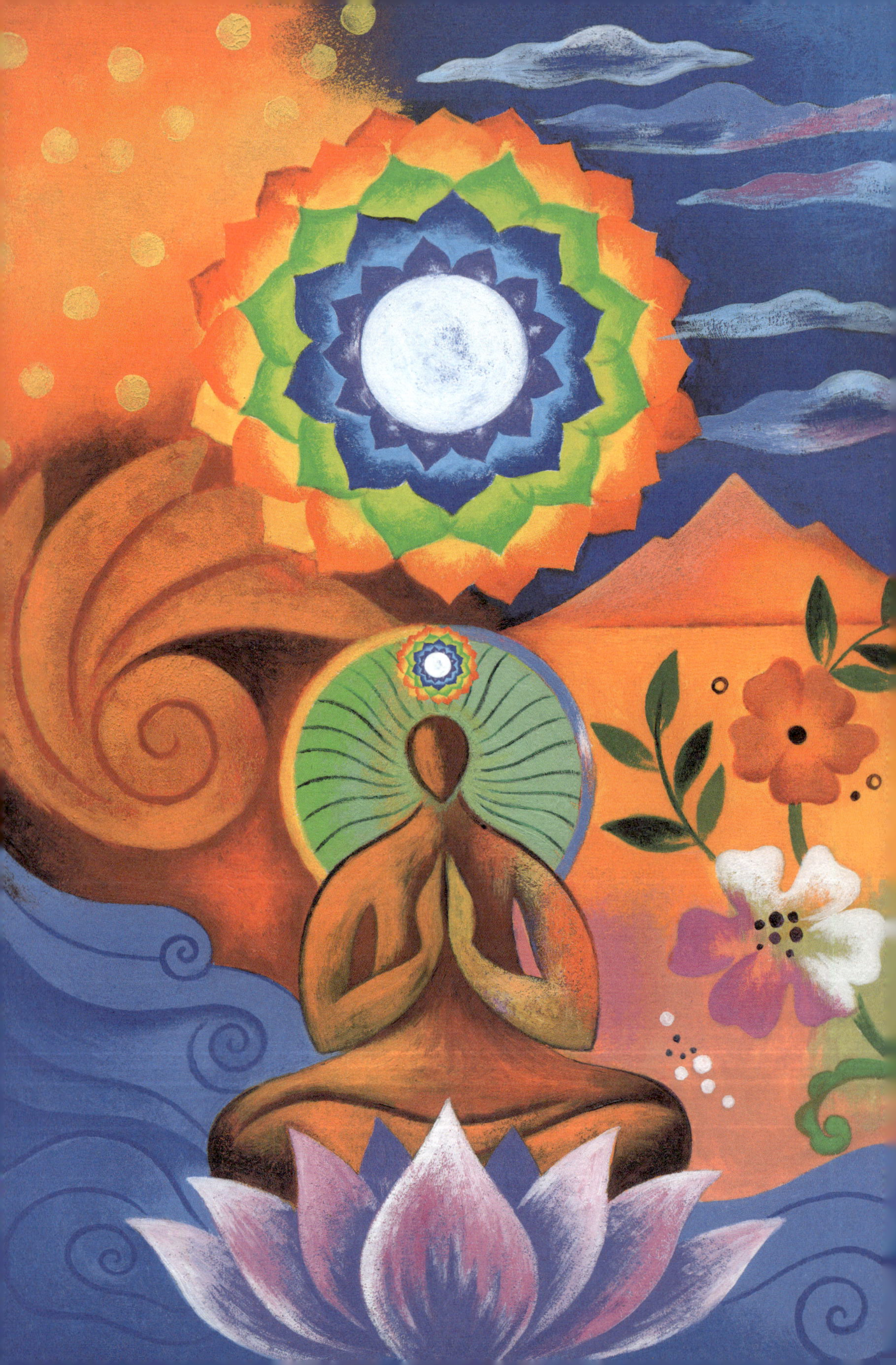

Kapitel 7

# DAS SAHASRARA-CHAKRA

## Das mystische Zentrum

*Jenseits von Geist und Intellekt, über dem Bewusstsein äußerer Erscheinungen und weltlicher Aktivitäten, erstreckt sich eine Ebene zeitloser Existenz. Diese Ebene – im Sanskrit Sahasrara genannt – ist der Bereich des Kronenchakras, der 1000-blättrigen Lotusblüte im Scheitel des Kopfes. Es verbindet das individuelle Bewusstsein mit dem unendlichen Bewusstsein. Als höchstes der sieben größeren Chakren bildet das Sahasrara Chakra den Zugang zur Energie des Universums. Dieser Durchgang führt dich von einem weltlichen Leben zum göttlichen kollektiven Unbewussten und zur absoluten Freiheit. Er ist die Leiter zur Unsterblichkeit. Die Meditation über das Kronenchakra führt sowohl zur unendlichen transzendentalen Realität (Brahman) der Yogis als auch zur Ewigkeit (Shunya) im Buddhismus.*

# Das Sahasrara-Chakra

Das Kronenchakra ist der Durchgang des Prana (Lebensenergie) zum Chakra-System. In nicht entwickeltem Zustand ist dieses Chakra nicht größer oder kräftiger als die anderen sechs wichtigen Energiezentren. In erwachtem Zustand ist es jedoch das großartigste aller Chakren und ähnelt dem Licht von Tausenden von Sonnen. Wenn sich das Kronenchakra öffnet, sieht es so aus, als ob seine Energie deinen Kopf umstrahlt. Dieser strahlende Glanz wird in Bildern von Göttern, Heiligen und Engeln als Heiligenschein dargestellt und liegt sogar der Kronenform zugrunde. Eine königliche Krone symbolisiert ein völlig geöffnetes und erwachtes Kronenchakra und soll zeigen, dass der Herrscher mit der Gnade Gottes regiert.

Mittels konzentrierter Übungen kann sich das unbegrenzte Energiepotenzial manifestieren, das sich schlafend im Kronenchakra verbirgt. In der indischen Mythologie gibt es die Geschichte der Schlange Kundalini, die, sobald sie erwacht, durch die verschiedenen Stadien des Bewusstseins bis zum Kronenchakra aufsteigt und sich dort in die tausendköpfige Schlange Sesha verwandelt. Dies symbolisiert den Moment, in dem sich das Gefühl auflöst, vom Rest des Universums isoliert zu sein.

Wenn sich dein Kronenchakra öffnet, wird dir die multidimensionale Natur deiner Existenz bewusst. Dieses mystische Zentrum ist die energetische Verbindung zu Realitäten, die jenseits der drei oder vier Dimensionen des täglichen Lebens liegen. Je ausgeglichener deine Sahasrara-Energie ist, umso stärker wird deine Verbindung zum göttlichen Bewusstsein, in welcher Form es dir auch erscheint: ob als Mutter- oder Vatergott, oder als letzte Realität.

Wenn du zu den wenigen Personen gehörst, die die Energie ihres Kronenchakras durch Willenskraft erreichen, so wird ein Gefühl der Freude zum festen Bestandteil deines täglichen Lebens. Du wirst aus höheren Quellen geleitet und erfährst mystische Unterweisungen. Deine Spiritualität wird dabei zu einem spontanen inneren Erlebnis, weil es nicht über ein formalisiertes Dogma vermittelt wird. So wirst du zum Visionär oder sogar zum Wunderheiler, der die Naturgesetze übersteigt und in den unbewussten und unterwussten Geist eindringen kann.

Ein falsch ausgerichtetes Kronenchakra jedoch kann zu exzessiver Selbstbezogenheit und einem verengten Weltbild führen, was deiner Verbindung zu anderen Menschen und der Welt um dich herum schadet. Menschen mit einem unausgeglichenen Kronenchakra haben wenig Energie, oder ihre Energie zirkuliert ausschließlich in den niedrigen Chakren und ist rein materialistisch ausgerichtet. Energieblockaden im Kronenchakra führen zu Unempfindlichkeit, sowohl für den Energiefluss nach unten aus höheren Quellen als auch für den Energiefluss nach oben aus den niedrigen Chakren. Eine nur teilweise Blockade des Kronenchakras führt zu Gefühllosigkeit für den Reichtum des Universums und einem Mangel an Kreativität. Eine völlige Blockade der Sahasrara-Energie äußert sich meistens in totalem Materialismus oder sogar extremistischen Auffassungen.

Die Meditation über das Kronenchakra bringt intuitives Wissen, tiefes Verstehen, starke Spiritualität und stärkere Ehrfurcht. Sie bringt Verbindung mit anderen Ebenen deiner Existenz und Einsicht in die göttliche Verbundenheit aller Formen des Lebens.

## Die Arbeit mit der Sahasrara-Energie

**Bei den Meditationen in diesem Kapitel stelle dir folgende Fragen. Sie helfen dir einzusehen, wie du deine Sahasrara-Energie blockierst und wie du sie wieder ins Gleichgewicht bringen kannst.**

- *Sehne ich mich nach Besitz und sinnlichem Genuss? Wie kann ich dieses Verlangen loslassen?*
- *Erlaube ich mir, mich auf meine Intuition zu verlassen? Wie kann ich das verbessern?*
- *Was könnte mir helfen, die Welt als eine Manifestation des Göttlichen zu sehen?*
- *Wer bin ich, wenn ich durch diesen Körper und diesen Geist nicht mehr eingeschränkt werde?*

## *Meditation über die Elemente:*
## AUFLÖSUNG DER ELEMENTE

Der physische Körper besteht aus den fünf Elementen, aus denen das gesamte Universum aufgebaut ist: Erde, Wasser, Feuer, Luft und Äther (oder Raum). Die Illusion dieser „Realität" allein begrenzt jedoch deinen Geist. Deshalb stelle dir in der gegenüber abgebildeten Meditation *Laya Chintana* (Nachdenken über Auflösung) vor, wie sich jedes Element in sein feinstofflich benachbartes Element auflöst und von ihm absorbiert wird – zum Beispiel Wasser, das im Feuer verdampft. Damit transzendiert man weltliche Erfahrungen und versteht die Verbindung zum universellen Bewusstsein.

Zu Beginn dieser Übung denke man an das feste Element Erde im Wurzelchakra und stelle sich vor, wie es sich in Wasser auflöst. Das Wasserelement des Sakralchakras verdampft anschließend im Feuer. Die Luft des Herzchakras absorbiert das Feuer des Solarplexuschakras, die Luft wird im Äther des Kehlkopfchakras absorbiert. Der Äther wird im Augenbrauenchakra in den Geist überführt und schließlich löst sich der Geist im absoluten Bewusstsein des Kronenchakras auf.

Dies ist die Umkehrung des Prozesses, durch den sich die Erde gebildet hat. Bevor unser Planet fest wurde, war er flüssig wie Lava in einem Vulkan. Davor war er feuriges Gas, wie die Sonne und vor diesem Zustand bestand er aus einer wirbelnden Masse von Gasen (Luft). Bevor dieses Gas entstand, existierte er als ursprünglicher Raum – also als reines Bewusstsein.

Bevor du mit der Meditation beginnst, merke dir die Bekräftigungen. Sollte dies schwierig sein, dann bitte jemanden, sie dir bei der ersten Meditation vorzulesen, oder nimm sie auf und spiele die Aufnahme ab, während du meditierst.

## *Laya Chintana-Meditation*

1 *Nimm eine bequeme Meditationshaltung ein, am besten mit gekreuzten Beinen und geradem Rücken. Schließe die Augen und bringe deinen Atem zur Ruhe.*

2 *Wiederhole im Geist die folgenden Sätze, einen nach dem anderen:*

*„Ich bin nicht der feste Stoff des Wurzelchakras. Ich sehe die Erde, die sich im Wasser meines Sakralchakras auflöst."*

*„Ich bin kein flüssiger Stoff. Das Wasser verdampft im Feuer, während ich meine Energie zum Solarplexuschakra aufsteigen fühle."*

*„Ich bin nicht das Element Feuer. Das Feuer wird zu Luft, wenn meine Energie ins Herzchakra aufsteigt."*

*„Ich bin keine gasförmige Materie. Die Luft wird zum Raum, wenn die Energie zu meinem Kehlkopfchakra aufsteigt."*

*„Ich bin nicht das Element Äther. Äther ist ein Produkt meines Geistes. Ich sehe den Raum, der in meinem Augenbrauenchakra in meinem Geist absorbiert wird."*

*„Anstatt dass ich mich mit dem begrenzten Bewusstsein meines individuellen Geistes identifiziere, will ich mich mit dem Kosmos selbst identifizieren. Mein Geist ist abgeleitet vom universalen Bewusstsein. Ich sehe, wie mein Geist im Kronenchakra in das universale Bewusstsein absorbiert wird."*

3 *Übe dies 20 Minuten täglich, allmählich bis 45 Minuten verlängern. Nach wiederholtem Üben wirst du bemerken, wie du die Verbundenheit aller Teile und Formen des Lebens erfährst.*

---

*„Die Welten entstehen und vergehen wie Blasen im höchsten Selbst, der materiellen Ursache und Stütze allen Seins."*
*ATMA-BODHA VON SANKARACHARYA*, VERS 8

*Mantra Meditation:*

# DAS JUWEL IN DER LOTUSBLÜTE

Jedes Chakra besitzt einen spezifischen Klang – entweder ein Wort oder eine Gruppe von Worten –, der seine Energie repräsentiert. Die mystische Energie des Kronenchakras wird vom Mantra *Om Mani Padme Hum* repräsentiert. Dies ist das am öftesten benutzte buddhistische Mantra. Um es zu benutzen, brauchst du keine Anweisungen durch einen Lehrer oder Meditationsmeister – du brauchst noch nicht einmal Buddhist zu sein. Die stille oder laute Wiederholung dieses Mantras ruft eine kraftvolle Energie auf, die zu einer mitfühlenden und liebenden Beziehung zum Universum führt. Auch die Betrachtung seiner geschriebenen Form hat einen ähnlichen Effekt (siehe unten). Traditionellerweise wird das Mantra in Steine graviert und auf Gebetsmühlen und Fahnen geschrieben, damit der Wind seine Energie in die Welt trägt.

### Das Mantra lesen

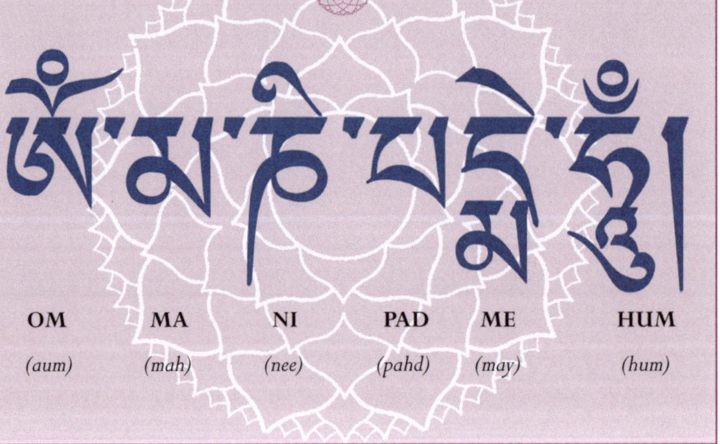
ཨོཾ་མ་ཎི་པདྨེ་ཧཱུྃ
OM (aum)
MA (mah)
NI (nee)
PAD (pahd)
ME (may)
HUM (hum)

*"Über allem steht der glänzende Lotus mit 1000 Blütenblättern. Er befindet sich außerhalb des Mikrokosmos des Körpers und ist der Bringer der Erlösung."*
Siva Samhita, 5.151

## *Meditation über das Juwel in der Lotusblüte*

1 *Setze dich auf den Boden vor einem niedrigen Tisch mit einem reinen Tuch und stelle die Mantra-Illustration darauf, so dass du sie bequem lesen kannst. Wenn du die Buchstaben nicht deutlich genug erkennen kannst, schreibe das Mantra in größeren Buchstaben aus. Trage während der Meditation lieber keine Brille oder Kontaktlinsen.*

2 *Setze dich in eine bequeme Meditationsstellung, am besten mit gekreuzten Beinen und geradem Rücken. Lass' deinen Atem in einen ruhigen Rhythmus übergehen.*

3 *Betrachte das Mantra und lese es Wort für Wort vor. Wenn du zum Wort* Padme *kommst, sei dir bewusst, dass es „Lotusblüte" bedeutet. Visualisiere eine glänzend weiße Lotusblüte bei deinem Kronenchakra. Die Blüte hat 1000 Blütenblätter, die seine unendliche Natur symbolisieren.*

4 *Lies das Wort nochmals und konzentriere dich diesmal auf das Wort* Mani, *das „Juwel" bedeutet. Visualisiere dein höheres Selbst als das Juwel in der Lotusblüte.*

5 *Wiederhole das gesamte Mantra einige Male laut. Dann schließe die Augen und wiederhole es einige Male still.*

6 *Beim Wiederholen visualisiere dich selbst, sitzend auf einem schimmernden Lotus, wobei strahlendes Licht aus einer Blüte im Scheitel deines Kopfes scheint. Richte deine Aufmerksamkeit auf diese Blüte.*

7 *Wiederhole das Mantra für weitere 20 Minuten oder länger im Stillen, wobei du das Licht aus jeder Zelle deines Körpers scheinen siehst. Fühle dich, als ob das Mantra dein ganzes Wesen befreit. Dann atme einige Male tief ein und aus und öffne wieder die Augen.*

---

***Für Fortgeschrittene***

*Bei längerem Üben dieser Meditation erfährst du eine Ausdehnung deiner selbst und ein Gefühl liebevoller Güte gegenüber dir selbst und anderen Wesen. Die Wiederholung des* Om Mani Padme Hum *befreit dich, so dass du auch anderen helfen kannst, frei zu werden.*

# *Yoga Nidra:* DER KOSMISCHE SCHLAF

Die Übung des *yoga nidra* (kosmischer Schlaf) schafft einen Bewusstseinszustand zwischen Wachen und Schlaf, der den Körper auf tiefere Ebenen des Bewusstseins vorbereitet und den Geist für Autosuggestion empfänglich macht. Für diese 20- bis 40-minütige Meditation wähle einen Raum ohne Ablenkungen und dämpfe das Licht. Bitte jemanden, die Anweisungen langsam vorzulesen oder nimm sie auf und spiele sie beim Meditieren ab.

## *Yoga Nidra Meditation*

**1** *Lege dich auf den Rücken und schließe die Augen. Die Arme ruhen auf dem Boden mit den Handflächen nach oben, die Füße liegen entspannt nach links und rechts. Gelobe dir selbst: „Ich werde nicht schlafen, ich werde wach bleiben."*

**2** *Denke darüber nach, welche Richtung deine Zukunft nehmen soll. Willst du zum Beispiel deinen Umgang mit anderen Menschen verbessern? Formuliere dann einen kurzen und positiven Entschluss, indem du das aussprichst. Du könntest auch sagen:*

*„Ich will mein spirituelles Potenzial aktivieren."*
*„Ich werde erfolgreich sein bei allem, was ich mir vornehme."*
*„Ich werde völlig gesund sein."*

**3** *Atme einige Male tief ein und aus. Fühle beim Einatmen, wie sich Ruhe durch deinen Körper verbreitet. Beim Ausatmen fühle die Spannung wegfließen. Achte besonders auf den Atem, wenn er sich zwischen Nabel und Kehle bewegt. Wiederhole deinen Entschluss ganz bewusst dreimal im Geist.*

**4** *Richte deine Aufmerksamkeit abwechselnd auf jeden einzelnen Körperteil. Bleibe aufmerksam, aber konzentriere dich nicht zu sehr. Beginne mit der rechten*

*„Das Selbst ist das Ohr des Ohres, der Geist des Geistes, die Sprache der Sprache, das Leben des Lebens und das Auge des Auges. Wenn sich der Weise von seinen Sinnesorganen zurückzieht und auf die Welt verzichtet, erreicht er Unsterblichkeit."*
KENA UPANISHAD, 2.2

*Körperseite: rechter Daumen, Zeigefinger, Mittelfinger, Ringfinger, kleiner Finger, Handfläche, Handrücken, Ellenbogen, Arm, Schulter, Achselhöhle, Taille, Hüfte, Oberschenkel, Kniescheibe, Wadenmuskel, Verse, Sprunggelenk, Fußsohle, Fußrücken und Zehen. Dann wiederhole das Ganze für die linke Körperseite.*

**5** *Danach richte die Aufmerksamkeit auf den Rücken: Schulterblätter, Gesäß, Wirbelsäule und dann auf den gesamten Rücken.*

**6** *Dann auf den Kopf: Stirn, Schläfen, Augenbrauen, Augenlider, Augen, Ohren, Wangen, Nase, Nasenspitze, Lippen, Kinn, Kehle.*

**7** *Dann konzentriere dich auf deine Brust, den Nabel, Bauch, dann auf deine ganze Vorderseite. Um dich gegen den Schlaf zu wehren wiederhole „Ich bin wach, ich übe Yoga Nidra".*

**8** *Werde dir deines Atems bewusst, der über die Nasenlöcher und Kehle in die Bronchien und Lungen strömt. Dann beobachte deinen Atem, wie er den Körper verlässt. Damit ist die körperliche Entspannung abgeschlossen.*

**9** *Anschließend entspanne deine Gefühle. Versuche dich an einige intensive Gefühle aus der Vergangenheit zu erinnern, erlebe sie erneut und lasse sie los.*

**10** *Erwecke ein Gefühl der Leichtigkeit, als ob dein Körper aus Baumwolle besteht und auf dem Wasser treibt. Dann fühle Schwere, als sei der Körper aus Blei.*

**11** *Schaue in dich und beobachte deine Aufmerksamkeit. Wiederhole den Entschluss aus Schritt 3 in deinem Kronenchakra. Werde langsam wach und strecke dich aus, bevor du aufstehst.*

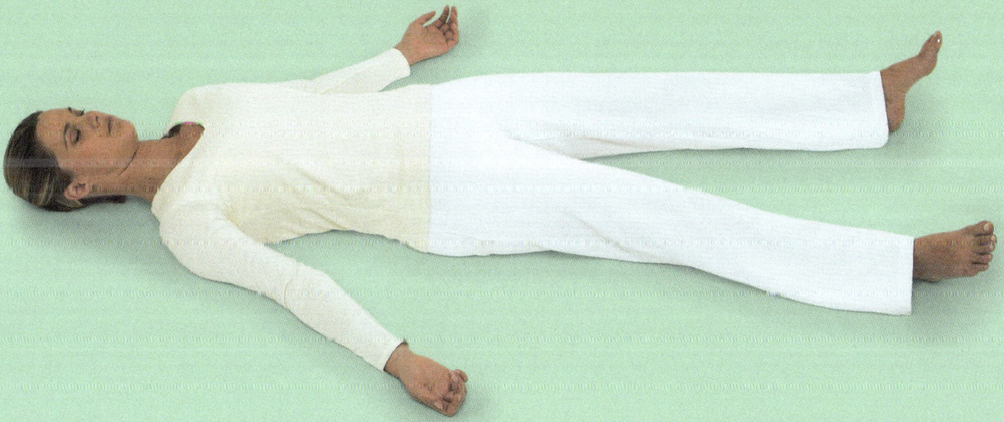

## *Licht-Visualisierung:*
# ERWECKUNG DES LICHTS

Das Sahasrara-Chakra synchronisiert alle Farben, deshalb erscheint es als weißes Licht. Es verbindet auch alle Sinnesorgane und stellt damit eine spirituelle Verbindung zum Unendlichen her. Bei der gegenüber abgebildeten Meditation über das göttliche Licht benutzt du die Kraft deiner Imagination, um mit dem geistigen Auge das brillante weiße Licht zu sehen, das über dich ausgegossen wird. Während der Meditation visualisierst du konzentriert die „1000 Blütenblätter" bei der Öffnung des Kronenchakras, wie eine Blüte, die morgens erwacht, wenn die Sonne aufgeht. Wenn das göttliche Licht zwischen den Blütenblättern hervorfließt, lass' es frei durch den Körper strömen. Du kannst diese Übung allein oder mit anderen durchführen.

### Den Weg für andere erleuchten

*Wenn jemand, den du kennst, Hilfe, emotionale Unterstützung oder Heilung braucht, dann stelle dir vor, dass diese Person – noch mehr als du selbst – während der ganzen Meditation im Licht badet. Sieh zu, wie das Licht durch den Scheitel seines oder ihres Kopfes eintritt und spiralförmig nach unten fließt, und wiederhole die Bestätigungen, wobei du den Namen der Person benutzt:*

*„.... ist umgeben und geschützt von göttlichem Licht."*
*„Dieses Licht unterstützt und nährt seine/ihre gesamte Existenz."*
*„.... geht für immer im Licht."*
*„Möge .... von der Einstimmung ins göttliche Licht stärker werden."*

*Nachdem du deine(n) Angehörige(n), Freund(in) oder Kollegen auf diese Weise gesegnet hast, dankst du dafür, dass du das Licht mit ihnen teilen kannst. Atme einige Male tief ein und aus und wenn du bereit bist, öffne die Augen und stehe langsam auf.*

*„Die perfekte Aufmerksamkeit für das spirituelle Licht im Scheitel bringt Visionen der Meister."*
Patanjali, *Yoga Sutras*, 3.32

## *Meditation über das göttliche Licht*

1 *Setze dich in eine bequeme Meditationsstellung, am besten mit gekreuzten Beinen und geradem Rücken. In einer Gruppe sitzt man am besten im Kreis.*

2 *Lege die Hände in den Schoß, die Handflächen nach oben, die linke Hand oben. Dies ist die Mudra (Handgeste) zum Empfangen von Energie. Schließe die Augen und lasse deinen Atem langsam und gleichmäßig werden.*

3 *Visualisiere im Scheitel des Kopfes einen Lotus mit 1000 Blütenblättern. Stelle dir vor, wie sich die Blütenblätter langsam öffnen und ein intensives Licht enthüllen. Lasse dieses Licht über das Kronenchakra in deinen Körper hinabfließen. Wiederhole eine der Bestätigungen oder bedenke eine neue, die mehr Bedeutung für dich hat. Wenn du allein bist, sage die Worte im Stillen, in einer Gruppe kann man sie gemeinsam und im Einklang laut singen:*

*„Ich bin umgeben und beschützt*
*von göttlichem Licht."*
*„Dieses Licht nährt mein ganzes Sein."*
*„Ich gehe für immer im Licht."*
*„Ich werde stärker, wenn ich mich auf das göttliche*
*Licht einstimme."*

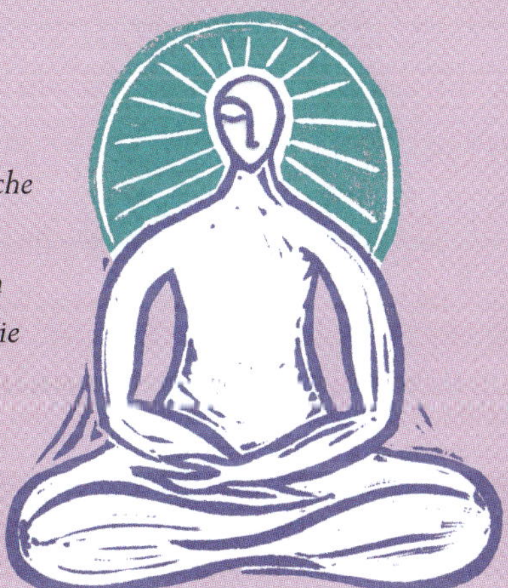

4 *Fühle, wie das Licht spiralförmig durch deinen Körper fließt. Genieße die warme Glut, wenn sie dein ganzes Sein sättigt. Jede Zelle sollte von Licht und Inspiration durchdrungen sein, und jeder Teil deines Bewusstseins sollte erleuchtet werden.*

5 *Konzentriere deine Sinne auf die Intensität des Lichts, so dass du es nicht nur sehen, sondern auch hören, riechen, schmecken und anfassen kannst. Stelle dir das Licht als Manifestation eines höheren Selbst vor, das den Frieden unter allen Dingen repräsentiert.*

6 *Fühle dich wie ein reiner Kanal des Lichts, erlaube dir, ganz eins mit ihm zu werden. In diesem Stadium der Einheit können intuitive Gedanken und Inspirationen dein Bewusstsein erhellen. Sei dankbar für diese Führung.*

7 *Nach 15 bis 20 Minuten atme einige Male tief ein und aus und öffne die Augen.*

## *Die Arbeit mit der*
## SAHASRARA-ENERGIE

Diese Hilfsmittel stammen aus ergänzenden Therapien und sollen deine Meditation über das Kronenchakra unterstützen und verstärken. Lotusessenz und Lavendel eignen sich besonders für die Balancierung und Verstärkung der Sahasrara-Energie. Wenn du schwanger bist oder medizinische Probleme hast, frage einen Arzt, bevor du ätherische Öle benutzt oder deine Ernährung veränderst.

### *Blütenessenzen*

Nimm vor der Meditation vier Tropfen Blütenessenz unter die Zunge oder trinke sie mit Wasser.

- **Chicorée** verstärkt den Sinn für die Einheit und Verbundenheit allen Lebens.
- **Magnolie** fördert eine innere Perspektive, die dich ermutigt, dein Leben mit den höchsten Visionen in Einklang zu bringen.
- **Lotus** öffnet dein Kronenchakra für die universelle Wahrheit; nimm sieben Tropfen.
- **Möhre** hilft dir, zu einem höheren Bewusstsein zu gelangen.

### *Ätherische Öle*

Für ein Bad vor der Meditation mische 3 bis 5 Tropfen ätherisches Öl mit einem Teelöffel Karottensamenöl, und gib dies ins einlaufende Wasser.

- **Brahmi Massageöl** beruhigt und verjüngt den Geist, verstärkt den Energiefluss am Kronenchakra.
- **Weihrauch** verbindet das Sahasrara- und das Muladhara-Chakra und hilft dir, auf physikalischer und spiritueller Ebene zu schwingen.
- **Lavendel** beruhigt, ermöglicht es dir, tiefere Stadien der Meditation zu erreichen, hilft dir, Spiritualität in dein tägliches Leben zu integrieren.
- **Hinaar Ayurvedisches Öl** wärmt, verjüngt und verstärkt Körper und Geist, bringt geistige Klarheit, hilft psychische Qualitäten freizulegen.

*„Über allem steht die Lotusblume mit 1000 Blütenblättern. Sie ist … der Geber der Erlösung.“*
*Siva Samhita*, 5.151

- **Indisches Nardenöl** hilft dir, dich mit dem ewigen Teil deines Selbst zu verbinden, das außerhalb der materiellen Welt liegt (das indische Öl der göttlichen Salbung).
- **Violet Leaf Absolute** erleichtert deine energetische Transformation zu den höheren Bereichen des Bewusstseins.
- **Neroli-Öl** ermutigt dich zu deinen höchsten Zielen, hilft bei der Reinigung der Sahasrara-Energie, verbindet dich wieder mit deiner Intuition.

## *Kristalle, Edelsteine und Steine*

Du kannst sie als Schmuck tragen, sie in die Nähe der Chakren bringen oder vor der Meditation einfach in der Hand halten.

- **Amethyst** erweckt Spiritualität und Weisheit, für zusätzliche Wirkungskraft mit ein bis zwei Tropfen Lavendelöl einreiben, den Stein neben das Chakra stellen.
- **Violetter Kalzit** fungiert als spiritueller Verstärker, zeigt Hoffnung an.
- **Zitrin** jubelt wie ein goldener Hoffnungsbogen, mit ein bis zwei Tropfen Sandelholzöl einreiben, um dich auf dein höheres Selbst einzustimmen.

## *Räucherwerk*

- **Sandelhoz** hebt dich in einen höheren Bewusstseinszustand.
- **Zedernholz** bringt Klarheit des Geistes und hebt die Stimmung. Gieße es mit 1 Tropfen Salbei-Öl auf (nutze Salbei officinalis), um die Kronen- und Wurzelchackras zu verbinden.
- **Weihrauch** verstärkt deine Fähigkeit, dich mit dem Göttlichen zu verbinden, hat schützende Eigenschaften. Auf Holzkohle verbrennen.
- **Myrrhenharz** vertieft Gebet und Meditation, hilft dir eine spirituelle Verbindung zu erreichen. Auf Holzkohle verbrennen.
- **Copal-Harz** bietet Schutz und fördert eine tiefere Spiritualität. Auf Holzkohle verbrennen.

## *Vegetarische Ernährung*

Bei der Arbeit mit diesen Chakren empfiehlt sich eine leichte vegetarische Diät.

## *YOGA ASANAS FÜR SAHASRARA-ENERGIE*

Der *Sirshasana* (Kopfstand) gilt häufig als die Quintessenz des Hatha Yoga. Er regt das Sahasrara-Energiezentrum am Scheitel des Kopfes an und erhöht die Klarheit des Blicks und die Intuition. Wenn du dich bereit fühlst, dann gehe vom halben Kopfstand auf den Seiten 136-137 zur hier gezeigten Haltung über. Achte darauf, niemals Gewicht auf Kopf und Schultern zu legen.

### *Sirshasana:* Kopfstand

**Schritt 1**

*Setze dich auf die Fersen und greife die Ellenbogen mit den gegenüber liegenden Händen. Dann lege die Arme auf den Boden, löse die Hände von den Ellenbogen und verschränke die Finger, so dass ein Dreieck zwischen Ellenbogen und Händen entsteht.*

**Schritt 2**

*Lege den Kopf so auf den Boden, dass die Rückseite des Schädels gegen die verschränkten Hände drückt. Strecke langsam die Knie und schreite mit den Füßen nach vorn, bis die Hüften sich direkt über dem Kopf befinden.*

**Schritt 3**

*Beuge die Knie, ohne die Hüften zu senken und bringe die Füße in Richtung Gesäß, während die Knie gebogen bleiben. Mache dies ganz langsam, ohne zu springen oder schnelle Bewegungen zu machen.*

**Schritt 4**

*Halte die Knie gebogen und hebe sie langsam zur Decke.*

**Schritt 5**

*Strecke die Knie und hebe die Füße, bis der Körper in einer geraden Linie steht, das Gewicht ruht auf den Ellenbogen. Bleibe zunächst 30 Sekunden in dieser Stellung und baue dies langsam auf bis drei Minuten.Während du in der Stellung bleibst, vergewissere dich, dass dein Gewicht gleichmäßig über die Ellenbogen verteilt ist, atme tief ein und aus und richte die Aufmerksamkeit auf das Kronenchakra. Komme langsam aus der Haltung zurück und bleibe mit dem Kopf noch drei Minuten auf dem Boden liegen.*

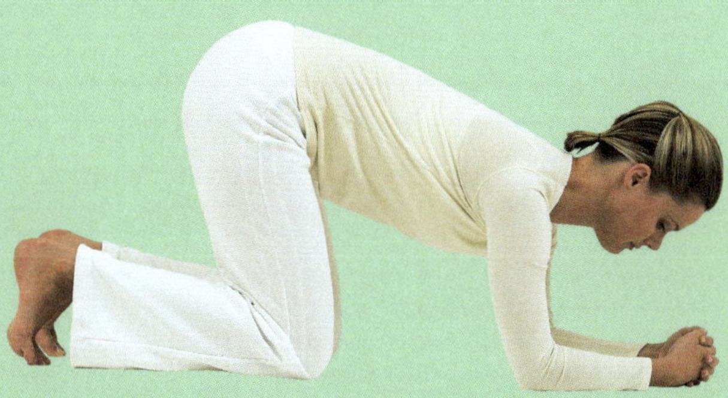

①

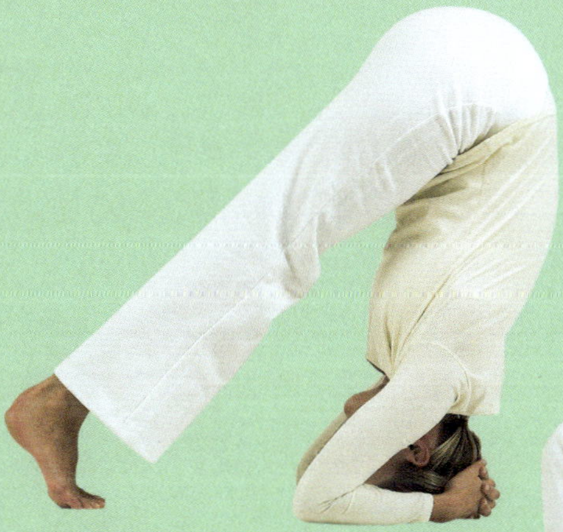

②

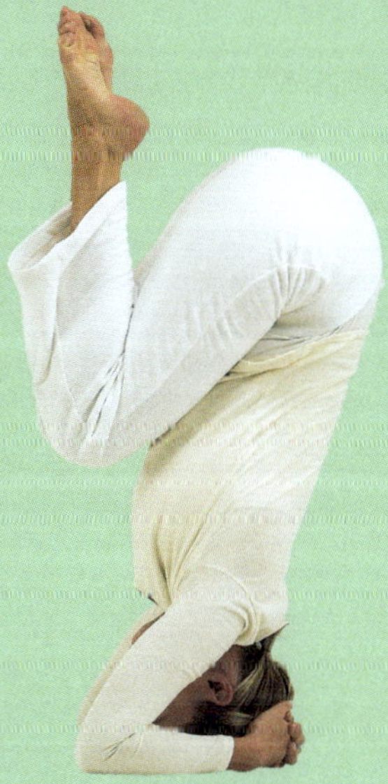

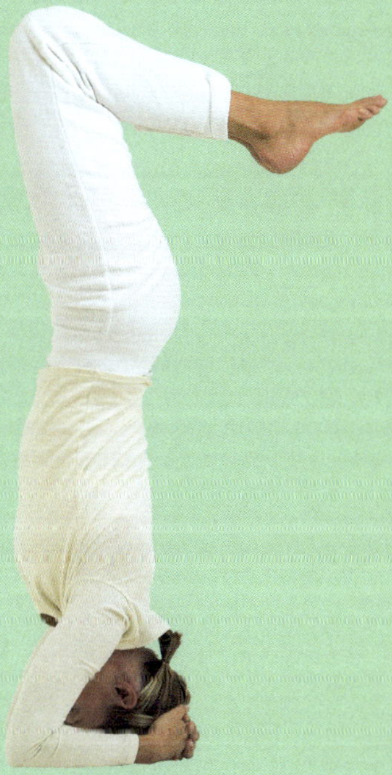

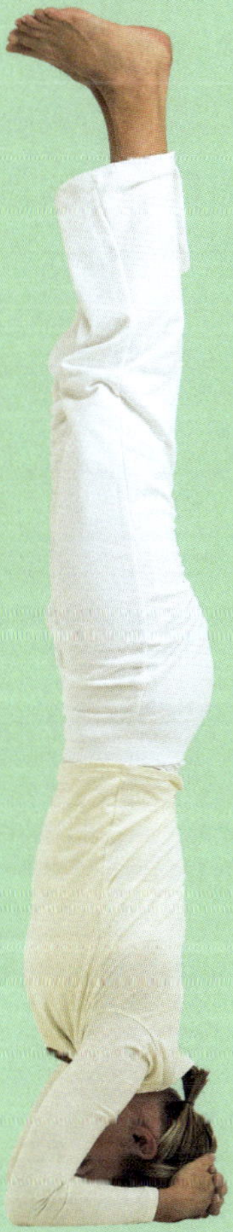

③ ④ ⑤

# GLOSSAR

- ***Ajna:*** 6. Chakra, Zentrum spiritueller Energie zwischen den Augenbrauen, das „Dritte Auge“
- ***Akasha:*** Raum, Äther
- ***Anahata:*** **(1)** viertes Chakra, im Zentrum des Körpers
  **(2)** astraler, mystischer, klangloser Klang
- ***Anandamaya kosha:*** Hülle des Glücks, Ursachenkörper
- ***Annamaya kosha:*** Nahrungshülle, physischer Körper
- ***Asana:*** **(1)** Stellung, **(2)** Meditationshaltung und/oder Körperkontrolle im Hata Yoga
- ***Bandha:*** **(1)** Verschluss, **(2)** Zusammenziehen von Muskeln bei bestimmten Atemübungen
- ***Bija:*** **(1)** Samen oder Quelle, **(2)** Bija Mantras LAM, VAM, RAM, YAM, HAM
- ***Brahma granthi:*** erster psychischer Knoten im Sushumna, beim Muladhara-Chakra
- ***Chakren:*** Zentren psychischer Energie im Sushumna im Astralkörper
- ***Ida:*** linker Nadi, bringt kühle, weibliche Mondenergie
- ***Jnana:*** Weisheit, Wissen
- ***Karma:*** Aktion, das Gesetz von Aktion und Reaktion oder Ursache und Wirkung
- ***Karma Yoga:*** der Pfad des selbstlosen Dienens
- ***Kosha:*** Hülle, Schicht
- ***Kundalini:*** potentielle psychische Energie, ursprüngliche kosmische Energie, aus dem Sanskritwort *Kundala*, „zusammengerollt“
- ***Manipura:*** drittes Chakra, befindet sich am Nabel
- ***Manomaya Kosha:*** mentale und emotionale Hülle im Astralkörper
- ***Mantra:*** heilige Silbe, Wort oder Reihe von Wörtern
- ***Mouna:*** Stille als spirituelle Übung
- ***Mudra*** **(1):** Siegel, **(2)** Übung im Hata Yoga zur Besiegelung der Einheit von Prana (aufsteigende Energie) und Apana (absteigende Energie), **(3)** symbolische Geste mit der Hand.
- ***Mulabandha:*** anales Siegel
- ***Muladhara:*** erstes und niedrigstes Zentrum der psychischen Energie, am Ende der Wirbelsäule
- ***Nadi:*** astraler Nerv, psychischer Strom, Äquivalent zu den Meridianen in der Akupunktur
- ***Pingala:*** rechter Nadi, führt warme, solare, maskuline Energie
- ***Prana:*** Lebenskraft, Lebensenergie, Äquivalent zum chinesischen *chi* und dem japanischen *ki*, Energie im Astralkörper
- ***Pranamaya Kosha:*** Lebenshülle im Astralkörper
- ***Pranamaya:*** Atemübungen, Kontrolle des Prana
- ***Pratyahara:*** Rückzug der Sinne
- ***Rudra Granthi:*** dritter und letzter psychischer Knoten im Sushumna, beim Ajna-Chakra
- ***Sahasrara:*** Lotus mit 1000 Blütenblättern, das höchste psychische Zentrum im Scheitel des Kopfes
- ***Bija-Mantra:*** einsilbiges Kern-Mantra, *siehe auch Bija*
- ***Shakti:*** **(1)** Kraft, Energie, die Göttin, aktives, immanentes Prinzip der Schöpfung, **(2)** absteigende Energie im Astralkörper
- ***Siva:*** **(1)** passives, männliches Prinzip, **(2)** aufsteigende Energie im Astralkörper
- ***Sushumna:*** zentrales Nadi, astraler Gang
- ***Swadhisthana:*** zweites Chakra, im Sakral-/Genitalbereich des Körpers
- ***Vijnanamaya Kosha:*** intellektuelle Hülle im Astralkörper
- ***Vishnu Granthi:*** zweiter psychischer Knoten im Sushumna, beim Anahata-Chakra
- ***Vishudda:*** fünftes Chakra, befindet sich in der Kehle
- ***Yantra:*** mystisches Diagramm oder geometrisches Symbol

# LITERATURHINWEISE


Arewa, Caroline Shola, *Way of the Chakras*, Harper Collins, London 2001

Avalon, Arthur, *Serpent Power: Secrets of Tantric and Shakti Yoga*, Dover Publications, New York 1976

Davis, Patricia, *Subtle Aromatherapy*, C.W. Daniel Co. Ltd., Essex 1991

Frawley, Dr. David & Lad, Dr. Vasant, *The Yoga of Herbs: an Ayurvedic Guide to Herbal Medicine*, Motila Banarsidass, New Delhi, 2004

Ghosh, Shyam, *The Original Yoga*, South Asia Books, New Delhi 1980

Gopi, Krishna, *Ancient Secrets of Kundalini*, USB Publishers Distributors, New Delhi 1995

Goswai, Shyam Sundar, *Laya Yoga: the Definitive Guide to the Chakras and Evoking Kundalini*, Inner Traditions Bear and Company, USA 1999

Johari, Harish, *Chakras: Energy Centers of Transformation*, Destiny Books, USA 2000.

Judith, Anodea, *Eastern Body, Western Mind: Psychology and the Chakra System as a Path to the Self*, Celestial Arts, USA, 2004

Judith, Anodea, *Wheels of Life: Users Guide to the Chakra System*, Llewellyn Press, USA, 1987

Leadbetter, C.W. *Chakras: A Monograph*, Kessinger Publishing Co., 2003

Miller, Light and Bryan, *Ayurveda and Aromatherapy: the Earth Essential Guide to Ancient Wisdom and Modern Healing*, Motilal Banarsidass, New Delhi 1998

Mojay, Gabriel, *Aromatherapy for Healing the Spirit*, Gala Books, London, 2005

Motoyama, Hiroshi, *Theories of the Chakras: Bridge to Higher Consciousness*, Theosophical Publishing House, USA, 1981

Myss, Caroline, *Anatomy of the Spirit: the Seven Stages of Power and Healing*, Bantam Books, USA 1997

Northrup, Dr. Christiane *Women's Bodies, Women's Wisdom*, Piatkus Books, London 1998

Ozanec, Naomi, *Chakras*, Hodder and Stoughton, London 1988

Salzberg, Sharon, *Loving Kindness: The Revolutionary Art of Happiness*, Shambhala Publications, USA 2003

Sivananda, Swami, *Kundalini Yoga*, OM Lotus Publishing, New York, 1987

Vishnu-devananda, Swami, *Hatha Yoga Pradipika*, OM Lotus Publishing, New York 1987


### WEITERE QUELLEN

- **Chloe Goodchild** bringt die Chakren in Beziehung zu Musiknoten und Körperbewegungen: www.thenakedvoice.com
- **Anodea Judith** untersucht die Beziehungen des Chakra-Systems zur modernen westlichen Psychologie, somatischen Therapie und der Praxis des Yoga: www.sacredcenters.com
- **Caroline Myss** zeigt, dass die Theorie der Chakren in mehreren mystischen Traditionen vorkommt. www.carolinemyss.com
- **www.namarupa.org** ist eine online-Zeitschrift für religiöse Philosophie in Indien.

# INDEX

# DANKSAGUNGEN

## Bildnachweise

Der Herausgeber dankt den folgenden Personen und Fotoarchiven für die Genehmigung, ihr Material zu reproduzieren. Alle erforderliche Sorgfalt wurde darauf verwendet, die Rechteinhaber zu finden. Sollten wir dabei irgendjemanden vergessen haben, so entschuldigen wir uns dafür und werden (falls rechtzeitig darüber informiert) diesen Fehler in zukünftigen Auflagen korrigieren.

**12** The Art Archive/British Library; 23 Science Foto Library/Garion Hutchings; **27** Aus "Subtle Body: Essence and Shadow" von David V. Tansley, Thames & Hudson Ltd. London; **28** The Wellcome Trust, London.

## Danksagung des Verfassers

Ich danke meiner Freundin Shakti (Dr. Shelly Warwick), die jederzeit bereit war, Ideen auszutauschen.

## Danksagung des Herausgebers

**Modell:** Vicky Cox
**Gestaltung:** Tinks Reading
**Indexer:** Paula Peebles